# Auteur

## Cartes mentales - Pharmacologie



**André Le Texier**
Docteur en pharmacie
Diplômé en hygiène hospitalière – infections nosocomiales
Intervenant en pharmacologie dans les formations :
- IFSI Semestres 1, 3 et 5 (UFR Santé Versailles – Saint-Quentin-en-Yvelines),
- Master I Infirmiers anesthésistes (ERIA – Hôpital de Saint-Germain-en-Laye – UVSQ),
- Licence Imagerie médicale et radiothérapeutique (ENCPB – Paris)

## Avertissement

Du fait, notamment, de l'avancement rapide des sciences médicales, l'éditeur et les auteurs déclinent toute responsabilité du mauvais usage qui pourrait être fait du contenu de cet ouvrage.
Malgré toute l'attention portée à sa rédaction, la survenue d'une erreur reste possible.
L'éditeur et les auteurs ne sauraient être tenus pour responsables des éventuelles conséquences qui pourraient en résulter.
L'éditeur et les auteurs remercient par avance le lecteur de bien vouloir leur signaler toute erreur qu'il pourrait rencontrer à la lecture de cet ouvrage.



**ISBN 978-2-216-17702-8**

# Avant-propos

À travers ces cartes mentales, les étudiants en soins infirmiers pourront réviser de façon rapide les contenus de leur formation théorique dans le domaine de la pharmacologie et des thérapeutiques.

Les **4 premiers chapitres** abordent les grandes généralités de la pharmacologie tandis que les **chapitres suivants** sont groupés par grande classe thérapeutique médicamenteuse. Toutes ces cartes mentales sont construites de manière similaire et permettent de répondre aux grandes questions sur les médicaments : sur quels concepts physiologiques sont fondées leurs actions ? quelles en sont les indications ? à quels effets indésirables exposent-ils ? quelles sont les contre-indications majeures ?

Un public **très varié** peut y trouver une aide efficace, aussi bien pour la révision des contenus des modules de pharmacologie inscrits dans le référentiel de formation initiale que pour la mise à jour des connaissances sur le médicament. En plus des étudiants en soins infirmiers, ces cartes mentales peuvent s'adresser en particulier aux étudiants inscrits en Licence Accès Santé (L.AS).

J'espère répondre ici aux attentes pédagogiques de ces étudiants et leur souhaite une bonne formation.

*André Le Texier*

PHARMACOLOGIE

# Sommaire

# 1

# Définition, conception et mise en forme des médicaments

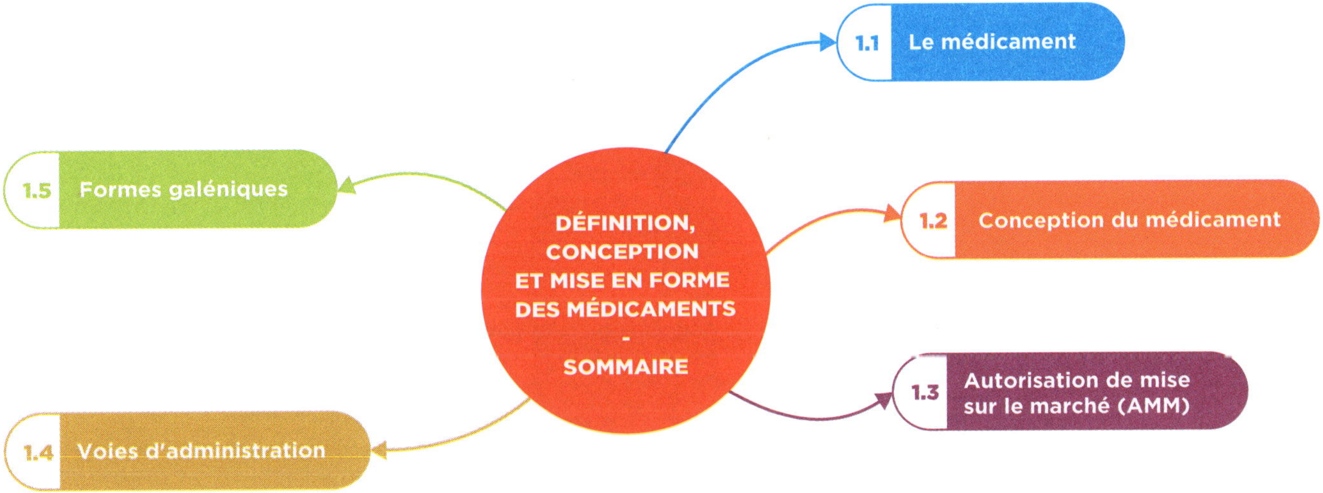

# 1.1 Le médicament

## LE MÉDICAMENT

### Définition du médicament (art. L. 5111-1 du Code la santé publique)

*« On entend par médicament toute substance ou composition présentée comme possédant des **propriétés curatives ou préventives à l'égard des maladies humaines ou animales**, ainsi que toute substance ou composition pouvant être utilisée chez l'homme ou chez l'animal ou pouvant leur être administrée, en vue d'établir un diagnostic médical ou de restaurer, corriger ou modifier leurs fonctions physiologiques en exerçant une action pharmacologique, immunologique ou métabolique »*

### Classification des médicaments

- Selon la **dénomination commune internationale (DCI)**
- Selon la **classe thérapeutique**
- Selon le **système ATC/DDD**
→ LCCLLCC : L = lettre, C = chiffre

### Diversité du médicament

| | |
|---|---|
| Spécialité pharmaceutique | **Médicament préparé à l'avance** par l'industrie pharmaceutique, présenté sous un conditionnement particulier et commercialisé après obtention d'une autorisation de mise sur le marché (AMM)<br>3 caractéristiques :<br>• **Nom de fantaisie** (ex. : Advil®)<br>• **Dénomination chimique**<br>• **DCI** (ex. : ibuprofène) |
| Préparation magistrale | Tout médicament préparé extemporanément en pharmacie selon une prescription destinée à un **patient déterminé** |
| Préparation officinale | Tout médicament préparé en pharmacie selon les indications de la pharmacopée et destiné à être dispensé directement aux patients approvisionnés par cette pharmacie |
| Préparation hospitalière | Tout médicament, à l'exception des produits de thérapies géniques ou cellulaires, préparé, en raison de l'**absence de spécialité pharmaceutique** disponible ou adaptée dans une pharmacie à usage intérieur d'un établissement de santé, ou dans l'établissement pharmaceutique de cet établissement de santé autorisé |
| Préparation de thérapie génique | Médicaments autres que les spécialités pharmaceutiques servant à **transférer du matériel génétique** et ne consistant pas en des cellules d'origine humaine ou animale |
| Préparation de thérapie cellulaire xénogénique | Cellules d'**origine animale et leurs dérivés** utilisés à des fins thérapeutiques, y compris les cellules servant à transférer du matériel génétique |
| Médicaments biologiques | Médicaments dont la substance active est produite à partir d'une **source biologique** ou en est extraite |
| Médicaments génériques | Spécialité générique d'une spécialité de référence ayant la même composition qualitative et quantitative en principes actifs, la même forme pharmaceutique, et dont la bioéquivalence avec la spécialité de référence est démontrée par des études appropriées de biodisponibilité (art. L. 5121-1) |
| Médicaments homéopathiques | 3 principes (personnalisation, similitude, hautes dilutions) |

# CONCEPTION DU MÉDICAMENT

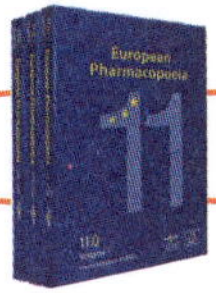


## Cadre réglementaire : la pharmacopée

**Ouvrage réglementaire** publié (11e édition) sous forme de monographies ou fiches descriptives pour un produit ou un composant utilisé dans la **fabrication de médicaments**

Définit :
- Les **critères de pureté** des matières premières ou des préparations entrant dans la fabrication des médicaments (à usage humain et vétérinaire)
- Les **méthodes d'analyses** à utiliser pour en assurer leur contrôle et une qualité optimale

## Étapes de la conception

### 1re étape : phase de recherche

**Criblage** = Screening

**Optimisation** = Amélioration des caractéristiques physico-chimiques des molécules actives afin de pouvoir les administrer *in vivo*

**Dépôt du brevet** = Pour conférer à son titulaire une exclusivité commerciale temporaire (20 ans)

### 2e étape : phase de développement

❶ **Développement chimique** = Production du principe actif

❷ **Développement analytique**

❸ **Développement galénique**

❹ **Développement préclinique** = Étude *in vivo* chez l'animal ou à l'aide de modèles cellulaires ➔ Évalue toxicologie, pharmacocinétique et pharmacodynamie

❺ **Développement clinique** = Évaluation de l'innocuité et l'efficacité chez l'homme

**Phase I** : petit effectif de volontaires sains, évalue la toxicité à court terme du produit

**Phase II** : groupe de patients (quelques centaines) modérément atteints par la pathologie cible, détermine la dose optimale efficace et tolérable

**Phase III** : essai comparatif sur un groupe plus important de patients (plusieurs milliers) ➔ En parallèle, dépôt du dossier d'obtention de l'autorisation de mise sur le marché (AMM) → Dossier déposé → AMM

**Phase IV ou pharmacovigilance** : étude des effets dans les conditions habituelles de prescription, après autorisation de mise sur le marché AMM → Surveillance → AMM

# 1.3 Autorisation de mise sur le marché (AMM)

**AUTORISATION DE MISE SUR LE MARCHÉ (AMM)**

= Nécessité pour la commercialisation pour les spécialités pharmaceutiques

## Délivrance

- Au **niveau européen**
par la Commission européenne, après évaluation par le Comité des médicaments à usage humain (CHMP) de l'Agence européenne des médicaments (EMA)
- **Au niveau national**
par l'Agence nationale de sécurité du médicament et des produits de santé (ANSM)

Par les **autorités compétentes nationales** (ANSM) ou **communautaires** (Commission européenne) après examen d'un dossier établi sur la base de recommandations européennes et de la pharmacopée européenne

## Conditions générales

Les autorités **examinent** :
- la revendication thérapeutique
- les propositions d'indications de traitement
- les posologies recommandées

Elles **vérifient** la qualité chimique, biologique ou microbiologique de la molécule active et du produit fini

Elles **évaluent** l'efficacité et la sécurité du médicament

## Décisions prises

- **Avis favorable**
- **Demande de complément d'information**
- **Avis non favorable**

## Contenu du dossier d'enregistrement

*selon un format standard ou Common Technical Document (CTD)*

- **Module 1** : données administratives et propositions relatives à l'information sur le produit
- **Module 2** : synthèses des données qualité, précliniques et cliniques
- **Module 3** : données chimiques, pharmaceutiques et biologiques relatives au(x) principe(s) actif(s) et au produit fini
- **Module 4** : données non cliniques
- **Module 5** : données cliniques d'efficacité et de sécurité

## Procédures d'enregistrement

**Procédure centralisée**
auprès de l'EMA ou Agence européenne des médicaments (donne lieu à une AMM communautaire unique, valable pour les pays de l'Union européenne)

**Comité des médicaments à usage humain ou CHMP**
(*Committee for medical products of human use*) : évalue les demandes relatives aux médicaments dans le cadre des procédures centralisées d'autorisation communautaire de mise sur le marché

**Procédure décentralisée et procédure de reconnaissance mutuelle**
(évaluation par un État membre, avec une reconnaissance mutuelle par les autres États, aboutissant à des AMM nationales harmonisées)

# Voies d'administration

## VOIES D'ADMINISTRATION

*Choix dépendant du type d'activité souhaité et des circonstances de l'administration*

### Voie orale

= médicament introduit dans le tube digestif via la bouche
→ Voie la plus fréquemment utilisée et la plus aisée pour les patients

### Voie cutanée ou transdermique

= passage dépendant de :
- la vascularisation des régions
- la température et la circulation cutanée
- l'état de la peau
- l'âge

### Voie parentales

= nécessitent une injection, obligation de stérilité pour le médicament

**Voie intradermique**
= nécessite une injection dans le derme
→ Injection douloureuse

**Voie intramusculaire**
= injection réalisée dans le quadrant supéro-externe du muscle de la fesse en général
→ Ne doit pas être réalisée dans unvaisseau, ni au contact d'un nerf
→ Contre-indiquée si patient sous anticoagulant

**Voie intraveineuse**
= voie de l'urgence, principe actif administré directement dans la circulation générale

**Voie sous-cutanée**
= injection réalisée sous la peau (face externe de la cuisse, face externe du bras et face antérolatérale de l'abdomen)

**Voie intra-artérielle**
= peu utilisée car technique très délicate
→ Notamment pour angiographie, pour administrer un vasodilatateur en cas d'artérite, un thrombolytique pour dissoudre un caillot, une chimiothérapie en traitement localisé d'un cancer

### Voie transmuqueuses

**Voie auriculaire**

**Voie vaginale**

**Voie rectale**

**Voie nasale** = pour un traitementlocal ou général

**Voie pulmonaire** = voie d'absorption et d'élimination rapide, évite le foie, principe actif absorbé au niveau des alvéoles pulmonaires par inhalation, sous forme d'aérosols

**Voies bucco-pharyngées = voie perlinguale** (muqueuse de la cavité buccale) et sublinguale (sous la langue)
→ Voies permettant action très rapide et systémique

**Voie oculaire =** destinée à recevoir des médicaments pour les soin en ophtalmologie (collyres, pommades ophtalmiques stériles)

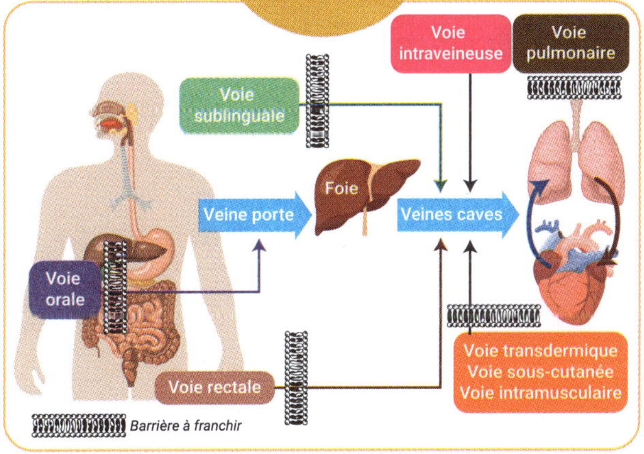

# 1.5 Formes galéniques

**FORMES GALÉNIQUES**

Galénique= science et art de préparer, conserver et présenter les médicaments

## Principe

- **Constituées** :
  - du principe actif
  - des excipients
  - du conditionnement du médicament
- **Compromis entre** :
  - meilleure efficacité thérapeutique
  - meilleure tolérance clinique (peu d'effets secondaires)
  - meilleure observance fondée sur la posologie adéquate
  - meilleur coût du traitement pour le patient ou la collectivité

**Formes solides ou sèches pour la voie orale**

- Comprimés
- Gélules
- Poudres et sachets
- Granulés

**Formes solides ou sèches pour la voie orale**

- Sirops
- Ampoules buvables
- Gouttes buvables
- Émulsions ou suspensions

**Formes pour les voies parentérales**

- Préparations pour perfusions IV
- Poudres pour injection ou perfusion IV
- Implants

**Formes pour la voie cutanée**

- Pommades
- Crèmes
- Gels
- Lotions, poudres et solutions pour usage externe
- Patchs ou dispositifs transdermiques

**Formes pour les voies transmuqueuses**

- Sprays et collutoires
- Solutions nasales
- Collyres
- Gouttes auriculaires
- Ovules gynécologiques
- Suppositoires

# 2

# Sécurité du circuit du médicament à l'hôpital

SÉCURITÉ DU CIRCUIT DU MÉDICAMENT À L'HÔPITAL
-
SOMMAIRE

# 2.1 Prescription du médicament

## PRESCRIPTION DU MÉDICAMENT

*= Acte médical consistant à prescrire, sans délégation possible, un traitement sur un document ou ordonnance et contenant les informations indispensables pour l'administration de médicaments à un patient ou à la réalisation de traitements*

### Prescripteurs de médicaments

**Médecins**, **internes** en médecine des hôpitaux par dérogation, **chirurgiens-dentistes** pour l'usage de l'art dentaire, **sages-femmes** (dans les limites prévues), **pédicures podologues** (dans les limites prévues)

**Obligations :**

- Libre de ses prescriptions, formulation avec toute la clarté indispensable, compréhension suffisante par le patient et son entourage et bonne exécution
- Information loyale, claire et appropriée au patient sur son état, les investigations et les soins proposés
- Responsabilité morale, professionnelle et juridique

### Choix du médicament

Choix effectué par le prescripteur en fonction du rapport bénéfice-risque pour le patient

### Les ordonnances

#### Ordonnance classique

*Validité : 1 an*

**Docteur Monique F.**
**Médecine générale**
**758035885**
**10000668540** ❶
**5, rue des Lilas**
**75011 Paris**
**01.45.56.78.99**

❷ 16 septembre 2025

M. Jean Bart
❸ 51 ans

**1 – Amoxicilline 500 mg**
1 gélules matin et soir au moment du repas
Qsp 5 jours
1 boîte
❹

**2 – Paracétamol 1000 mg**
1 comprimé en cas de fièvre
1 boîte

*Monique F* ❺

❶ **Identité du prescripteur** Nom, prénom, qualification, titre ou spécialité
N° ADELI + N° du Répertoire partagé des professionnels de la santé (RPPS)
Adresse du cabinet, coordonnées téléphoniques et adresse mail

❷ **Date** de la rédaction de l'ordonnance

❸ **Identité du patient**
- Nom, prénom, sexe, âge
(poids et surface corporelle pour les enfants et nourrissons)

❹ **Liste des médicaments**
- **Posologie** (nombre d'unités et quantité par prise et par 24 heures)
- **Nombre d'unités** de conditionnement prescrites
- **Mode d'administration** (voie en fonction de la forme galénique)
- **Fréquence d'administration**

*Remarque* Pour les injectables : **modalités de dilution, vitesse et durée de perfusion,** en clair ou par référence à un protocole préétabli

❺ **Signature** du prescripteur et son **cachet**

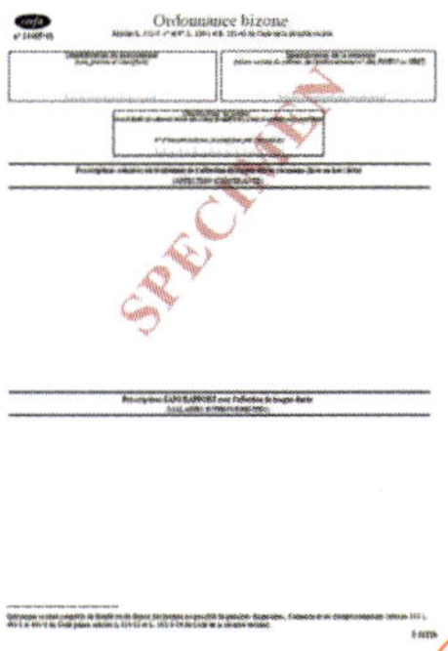


➜ Prescription dans le cadre des affections de **longue durée (ALD)** prises en charge à 100 % par la Sécurité sociale

**Ordonnance bizone**

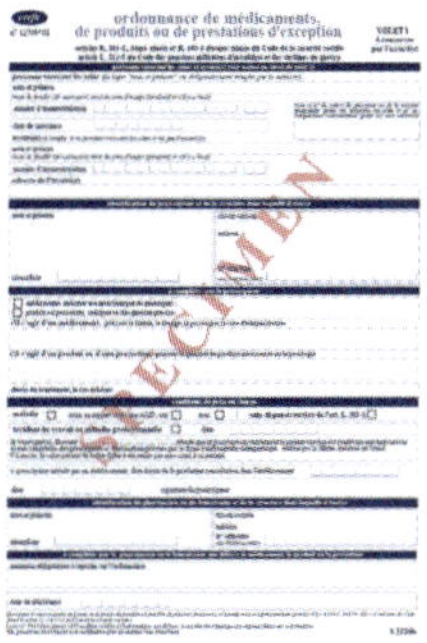


➜ Prescription de médicaments **« particulièrement innovants et coûteux »,** remboursés à 100 % par la Sécurité sociale

**Ordonnance pour médicament d'exception**

**Ordonnance sécurisée**

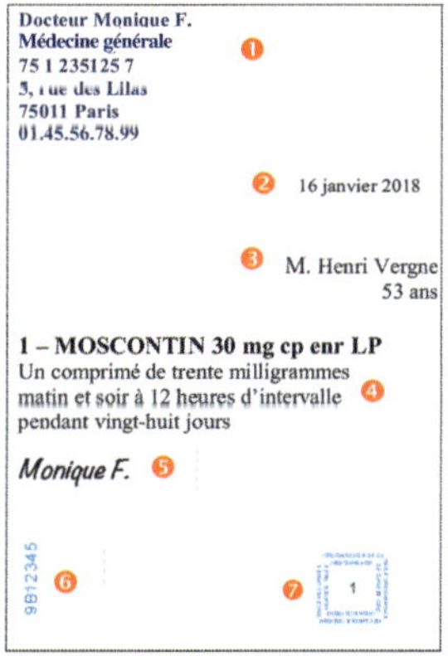
Docteur Monique F.
Médecine générale
75 1 235125 7
3, rue des Lilas
75011 Paris
01.45.56.78.99 ❶

❷ 16 janvier 2018

❸ M. Henri Vergne
53 ans

1 – MOSCONTIN 30 mg cp enr LP
Un comprimé de trente milligrammes
matin et soir à 12 heures d'intervalle ❹
pendant vingt-huit jours

Monique F. ❺

9B12345 ❻

❼ 1

❶ **Identité du prescripteur** inscrite en bleu
Qualification, titre, spécialité
N° du Répertoire partagé des professionnels de santé (RPPS)
Adresse du cabinet, coordonnées téléphoniques (+ mail)

❷ **Date** de la rédaction de l'ordonnance

❸ **Identité du patient**
- Nom, prénom, sexe, âge
(poids et surface corporelle si nécessaire)

❹ **Liste des médicaments**
- **DCI ou nom fantaisie,** dosage unitaire
- **Posologie inscrite en toutes lettres :** nombre d'unités/prises, fréquence, durée, (éventuellement nombre de renouvellement)

❺ **Signature** du prescripteur et son **cachet**

❻ **Numéro d'identification** du lot d'ordonnance

❼ **Carré pré-imprimé** où est indiqué le nombre de médicaments préscrits et la posologie

➜ **Prescription de stupéfiants**
(ou certains psychotropes)

# 2.2 Dispensation et administration du médicament

## DISPENSATION ET ADMINISTRATION DU MÉDICAMENT

### Dispensation du médicament

*(par le pharmacien)*

1. **Analyse pharmaceutique** de l'ordonnance médicale
2. **Préparation des doses** à administrer
3. **Mise à disposition des informations et des conseils** nécessaires au bon usage du médicament

### Réglementation des substances vénéneuses

*Substances pouvant, une fois introduites dans l'organisme, produire des effets nocifs, même à dose modérée*

1. **Stupéfiants** : médicaments toxicomanogènes car susceptibles de créer une dépendance
   → Durée maximale de prescription sur **ordonnance sécurisée** : 7, 14 ou 28 j
2. **Psychotropes** : *« Substance chimique d'origine naturelle ou artificielle, qui a un tropisme psychologique, c'est-à-dire qui est susceptible de modifier l'activité mentale, sans préjuger du type de cette modification »* (Jean Delay, 1957)
3. **Listes I et II** : 1re délivrance des médicaments des listes I et II dans les 3 premiers mois qui suivent sa prescription
   → Quantité délivrée = 1 mois de traitement (sauf contraceptifs = 3 mois)

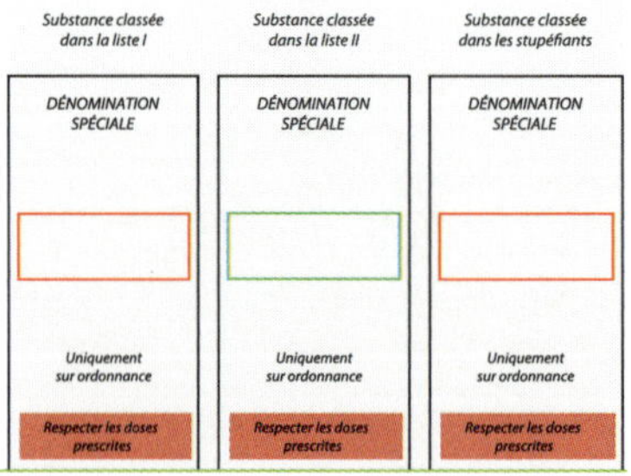


### Administration du médicament

*(par l'IDE)*

#### 1 Règle des 5 B

**BON PATIENT**
- Vérifier l'**identité du patient** lors de chaque administration
- Connaître la procédure en vigueur en cas d'**homonymie**
- Utiliser **2 identifiants**
- Lorsque l'état du patient le permet, lui demander de **se présenter** (nom, prénom et date de naissance)

**BON MÉDICAMENT**
- Prescription rédigée pour le bon patient, lisible et conforme aux **exigences réglementaires**
- **Lecture de l'étiquette** : lors de la collecte du médicament dans le stock (armoire, chariot, etc.), lors de la préparation (reconstitution, pilulier) et juste avant de donner le médicament au patient

**BON MOMENT**
- Certains médicaments administrés à **certaines heures et fréquences spécifiques**
- Administration réalisée **au bon moment** selon les besoins du patient et selon les contraintes pharmacocinétiques propres à chaque médicament

**BONNE DOSE**
- Connaître les **doses « habituelles »** des médicaments
- Lors des calculs de dose et de dilution : **double vérification** en cas de doute sur les calculs et systématiquement pour certains médicaments à risque

**BONNE VOIE**
- S'assurer que la voie est **appropriée et sécurisée**
- Abréviations connues et formalisées dans une **fiche d'instruction**
- Demander confirmation pour certaines voies très à risque (intrathécale en particulier).

**2 Vérification de la prescription**

- **Prendre connaissance de la prescription** sans la retranscrire
- **Vérifier la concordance** entre la prescription et le médicament préparé et **vérifier l'aspect et la date de péremption** des médicaments
- **Effectuer les reconstitutions des médicaments extemporanément** (selon les recommandations relatives au mode d'emploi du produit figurant dans le résumé des caractéristiques du produit ou RCP et les documents internes à l'établissement)
- **Vérifier l'absence de contre-indications** de certaines opérations (broyage de comprimés, ouverture de gélules, mise en solution ou en suspension dans un liquide...)

**3 Identification des médicaments**

**Supports nominatifs :** médicaments identifiés par patient

**Préparations injectables :**
- Nom et prénom du patient, date de naissance (facultatif)
- Nom de la spécialité
- Dose prescrite
- Voie d'administration
- Date, heure et durée d'administration si nécessaire

**Contenants multidoses :**
- Conditions de stockage (température, abri de la lumière)
- Durée de conservation après ouverture ou reconstitution
- Date de préparation (ou d'ouverture) et éventuellement date limitée (notées sur le contenant)
- Élimination des médicaments dont le délai maximal de conservation est dépassé
- Étiquetage au nom du patient des conditionnements destinés à un seul patient (flacon d'insuline, collyre)

**4 Opérations auprès du patient**

**Au moment de l'administration :**
- Vérifier l'identité du patient et sa capacité d'autonomie pour gérer l'administration de son traitement
- Respecter les vitesses d'injection intraveineuse et les règles d'hygiène
- Appliquer les mesures de sécurité

Administration des médicaments accompagnée d'une **trace écrite sur le dossier du patient**, si possible « en temps réel ».

Si **médicament non administré**, information enregistrée sur le support approprié

# Notes personnelles

3

# Risques liés au médicament et surveillance

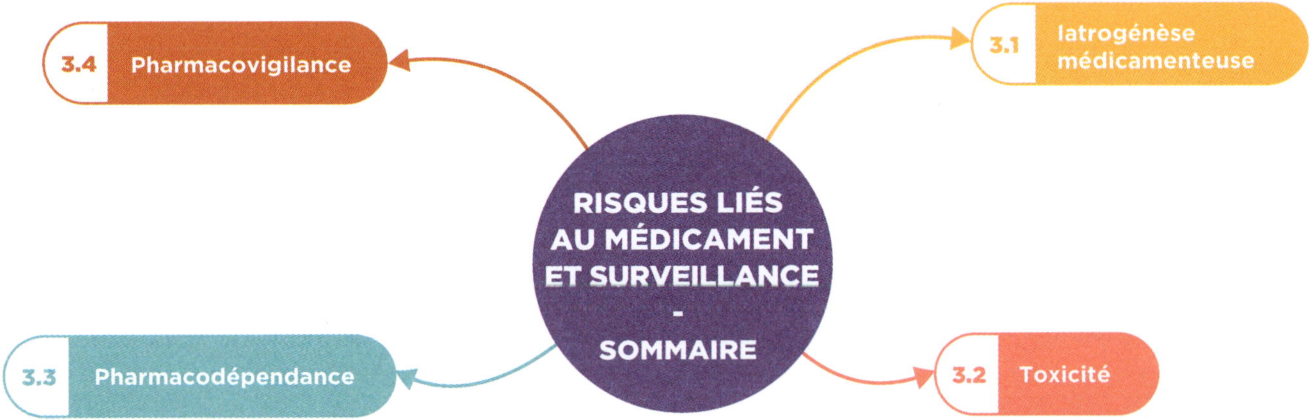

# 3.1 Iatrogénèse médicamenteuse

## IATROGÉNÈSE MÉDICAMENTEUSE

*= Tout dommage résultant de la prise de médicaments ou de l'intervention d'un professionnel de santé relative à un médicament*

### Effets indésirables

***« Réaction nocive et non voulue à un médicament »*** (art R. 5121-152 du CSP)

- **Effets imprévisibles** : ***inévitables (aléa thérapeutique)***
- **Effets prévisibles** : ***évitables (connus et répertoriés)***

#### Situations de survenue

**Erreurs médicamenteuses** = **erreur non intentionnelle** d'un professionnel de santé, d'un patient ou d'un tiers, survenue au cours du processus de soin impliquant un médicament (prescription, dispensation, administration)

**Surdosage** = administration d'une quantité de médicament ou de produit, quantité par prise ou cumulée **supérieure à la dose maximale recommandée** par résumé des caractéristiques du produit

**Abus** = **usage excessif, intentionne**l, persistant ou sporadique, de médicaments, accompagnés de réactions physiques ou psychologiques nocives

**Mésusage** = **utilisation intentionnelle et inappropriée** d'un médicament ou d'un produit, non conforme à l'AMM ou à l'enregistrement ainsi qu'aux recommandations de bonnes pratiques (ex. : dopage, toxicomanie, suicide)

### Interactions médicamenteuses

***Situation provoquée par l'administration simultané ou successive de 2 ou plusieurs médicaments***

Interactions PHYSICO-CHIMIQUES

Interactions liées à la PHARMACODYNAMIE

| | |
|---|---|
| Potentialisation | Interaction non réciproque entre 2 médicaments lorsque l'effet E recherché du 1er médicament est augmenté sous l'action du 2nd médicament incapable d'entraîner l'effet E |
| Additivité | Phénomène lié à l'**addition des effets particuliers** de chaque médicament, sans interaction véritable, car le 1er médicament ne modifie pas l'effet du second et réciproquement |
| Synergie | Résulte d'une **interaction réciproque** où les effets de chacun des médicaments s'additionnent pour donner un effet supérieur à celui que l'on obtiendrait suite à la prise séparée de chaque médicament |
| Antagonisme | L'effet E du 1er médicament est diminué ou supprimé sous l'action d'un 2nd médicament |

Interactions liées à la PHARMACOCINÉTIQUE

| | |
|---|---|
| Absorption | Paramètres pouvant être modifiés par :<br>• **Modification du pH gastrique ou intestinal**<br>• **Chélation** : certains médicaments peuvent, avec des sels de magnésium, de calcium ou d'aluminium ou avec le fer, entraîner la formation de complexes insolubles ou chélates → sous cette forme, médicament ne pouvant pas être absorbé<br>• **Adsorption** : les substances adsorbantes fixent un certain nombre de médicaments et s'opposent à leur absorption<br>• **Modification de la vidange gastrique ou de la motilité intestinale** : une accélération du transit au niveau du tube digestif modifie les capacités d'absorption des principes actifs |
| Distribution | Situation d'interaction fréquemment rencontrée lorsqu'un 1er médicament déplace la fixation sur les protéines plasmatiques d'un 2nd médicament, initialement fortement fixé → **augmentation des concentrations plasmatiques** de la fraction libre et donc active pharmacologiquement du 2nd médicament |
| Métabolisme | Les réactions métaboliques permettant la transformation biologique d'un principe actif ont lieu principalement dans le foie<br>→ Les interactions entre différents médicaments qui sont observées au niveau du métabolisme relèvent dans de nombreux cas de **l'inhibition ou de l'induction du cytochrome P450 et du polymorphisme génétique** |
| | • La plupart des individus possède une combinaison allélique conduisant à la production d'une enzyme « normale » → **Métaboliseurs rapides**<br>• D'autres possèdent une combinaison allélique responsable de la synthèse d'une enzyme « déficiente » → **Métaboliseurs lents** |
| Élimination | Des interactions médicamenteuses peuvent modifier l'excrétion hépatique ou rénale du médicament<br>→ Excrétion hépatique : certaines substances **diminuent l'élimination de médicaments à élimination préférentielle par voie biliaire** en ralentissant le débit sanguin en amont du foie<br>→ D'autres **accélèrent le débit sanguin au niveau du foie** et auront donc un effet positif sur l'excrétion hépatique des médicaments (ex. : glucagon) |

# 3.2 Toxicité

## TOXICITÉ

*= Science traitant les effets des poisons et les toxiques sur l'organisme, leur identification et moyens de les combattre*

## Toxicovigilance

***= surveillance des effets toxiques d'un produit, d'une substance ou d'une pollution dans le but de mener des actions d'alerte, de prévention, de formation et d'information***

**Niveau national :**

- Agence nationale de sécurité sanitaire de l'alimentation, de l'environnement et du travail (ANSES)
- Organismes chargés de la toxicovigilance (centre antipoison)
- Agences régionales de santé
- Professionnels de la santé, fabricants, importateurs, utilisateurs en aval et distributeurs de substances ou des mélanges
- Organisme chargé de la gestion du système d'information et la toxicovigilance
- Agence nationale de sécurité sanitaire du médicament et des produits de santé (ANSM)
- Agence nationale de santé publique

**Organisation**

= repose sur des **centres antipoison et de toxicovigilance** (CAP)

➜ Évaluent le risque des expositions toxiques, donnent des avis et conseils en matière de diagnostic, de pronostic et de traitement des intoxications, aiguës ou chroniques, par tout produit ou substance

Centres anti-poison

## Toxique

***= substance qui, à dose élevée, en une fois ou plusieurs fois très rapprochées, ou à de faibles doses longtemps répétées, provoque, après pénétration dans l'organisme, immédiatement ou après une période de latence, des troubles d'une ou plusieurs fonctions de l'organisme avec des degrés de gravité variable pouvant aller jusqu'à la mort***

**Facteurs physiologiques**
(âge, sexe, état nutritionnel, grossesse, existence de pathologies touchant les fonctions métaboliques ou d'excrétion)

**Facteurs héréditaires**
intervenant dans la capacité des individus à transformer les xénobiotiques (idiosyncrasie en particulier)

# PHARMACODÉPENDANCE

*= « Ensemble de phénomènes comportementaux, cognitifs et physiologiques d'intensité variable, dans lesquels l'utilisation d'une ou plusieurs substances psychoactives devient hautement prioritaire et dont les caractéristiques essentielles sont le désir obsessionnel de se procurer et de prendre la ou les substances en cause et leur recherche permanente ; l'état de dépendance peut aboutir à l'auto-administration de ces substances à des doses produisant des modifications physiques ou comportementales qui constituent des problèmes de santé publique »* (art. R. 5132-97 du CSP)

## Évaluation

***= addictovigilance** (surveillance des cas d'abus et de pharmacodépendance liés à la prise de substances ou plantes ayant un effet psychoactif ainsi que tout médicament ou autre produit en contenant à l'exclusion de l'alcool et du tabac)*

**Niveau national :**

- Centres d'évaluation et d'information sur la pharmacodépendance et d'addictovigilance
- Entreprises ou organismes exploitant un médicament
- Professionnels de santé
- Agence nationale de sécurité du médicament et des produits de santé (ANSM) : *« Assure la mise en œuvre du dispositif d'évaluation de la pharmacodépendance, anime et coordonne les actions des différents intervenants et veille au respect des procédures organisées par la présente section »* (art. R. 5132-100 du CSP)

**Niveau européen :**

ANSM transmet à l'**Observatoire européen des drogues et des toxicomanies (OEDT)** des rapports d'évaluation de substances psychoactives

**Objectifs :**

- Identification des substances pouvant être à l'origine d'une dépendance
- Détection des cas de pharmacodépendance graves liés à l'usage de ces substances
- Évaluation de l'importance statistique de ces cas de pharmacodépendance
- Surveillance et encadrement des conditions d'utilisation des médicaments psychoactifs
- Classement des produits psychoactifs sur la liste des stupéfiants et des psychotropes
- Diffusion d'alertes

## Mesures réglementaires

**Classement des substances psychoactives :** stupéfiants ou psychotropes (classification soumise à la réglementation nationale et internationale)

**Réglementation des conditions de prescription et de délivrance des spécialités** classées comme stupéfiants ou soumises à la réglementation des stupéfiants

→ Durée maximale de prescription des médicaments classés comme stupéfiants (ou soumis à sa réglementation) = **28 j**

**Réduction de la durée de prescription** de médicaments ou produits relevant des listes I ou II et contenant des substances psychotropes ou susceptible d'être utilisées pour leur effet psychoactif

→ Prescription de médicaments ou de produits des listes I et II ne peut être faite pour une **durée supérieure à 12 mois**

**Détermination des doses d'exonération** des médicaments ou produits stupéfiants ou psychotropes ou susceptibles d'être utilisés pour leur effet psychoactifs

# 3.4 Pharmacovigilance

**PHARMACOVIGILANCE**

= *Surveillance, évaluation, prévention et gestion du risque d'effet indésirable résultant de l'utilisation des médicaments*

## Niveau national

### Acteurs de la pharmacovigilance

- CRPV = Centres régionaux de pharmacovigilance
- Entreprises ou organismes exploitant un médicament
- Établissements pharmaceutiques
- Patients et associations agréées de patients
- ANSM = Agence nationale de sécurité du médicament et des produits de santé

### Décisions

- Mise à jour des monographies et du RCP avec accord du laboratoire fabricant
- Modifications des conditions d'utilisation du médicament
- Restrictions de la commercialisation pour certaines formes ou certains dosages
- Suspension de l'AMM pour effectuer des tests complémentaires
- Retrait définitif du marché

### Signalement des effets indésirables

#### Système de pharmacovigilance par les entreprises pharmaceutiques

- Déclaration à la base de données européenne, Eudravigilance, des effets indésirables graves et non graves suspectés
- Transmission à l'EMA d'un rapport périodique actualisé de sécurité
- Transmission à l'ANSM sans délai de tout effet indésirable grave (EIG) ayant été porté à sa connaissance

#### Signalement par les professionnels de santé aux Centres régionaux de pharmacovigilance (CRPV)

- *« Les autres professionnels de santé, les patients et les associations agréées de patients peuvent signaler tout effet indésirable suspecté d'être dû à un médicament ou produit mentionnés au même article L. 5121-1 dont ils ont connaissance »*
- *« Les médecins, chirurgiens-dentistes, sages-femmes et pharmaciens déclarent tout effet indésirable suspecté d'être dû à un médicament ou produit mentionnés à l'article L. 5121-1 dont ils ont connaissance »*

## Niveau européen

- PRAC *(Pharmacovigilance Risk Assessment Committee)* : au sein de l'EMA, Comité pour l'évaluation des risques en matière de pharmacovigilance
- CHMP *(Committee on Medicinal Products for Human Use)* = Comité pour les médicaments à usage humain

4

# Devenir et effets *in vivo* des médicaments

DEVENIR ET EFFETS *IN VIVO* DES MÉDICAMENTS
-
SOMMAIRE

# 4.1 Notions de pharmacocinétique

**NOTIONS DE PHARMACOCINÉTIQUE**

*= Évolution des concentrations d'un médicament et de ses métabolites éventuels après son administration*
*→ Étude des différentes étapes du devenir in vivo des médicaments en fonction du temps et de la dose administrée*

## Étape *in vivo*

### Absorption (A)

**= processus par lequel le principe actif inchangé passe depuis son site d'administration à la circulation générale**
→ Résulte de la **résorption** (passage membranaire) et des **effets de premier passage hépatique** (biotransformation métabolique survenant entre l'administration et la distribution générale)

- Caractéristiques du médicament : pKa, caractère liposoluble, forme galénique
- Caractéristiques du patient : pH, vitesse de vidange, alimentation, pathologies
- Interactions médicamenteuses

### Distribution (D)

**= phase de diffusion du principe actif dans l'ensemble de l'organisme à partir du plasma,**
→ dépend du médicament (concentration plasmatique sous forme libre, liposolubilité) et des tissus (membranes spécifiques à franchir, importance du débit d'irrigation)

- Fixation aux protéines plasmatiques
- Paramètres :
  - Capacité de fixation aux protéines, plasmatiques ou tissulaires
  - Caractéristiques physico-chimiques du principe actif
  - Débit sanguin tissulaire
  - « Barrières »
  - Volumes liquidiens de l'organisme
  - État de choc ou insuffisance cardiaque chronique
  - Rapport masse maigre/tissu adipeux
  - Interactions médicamenteuses
  - Variabilité génétique

### Métabolisme (M)

**ou biotransformations = transformation, par une réaction enzymatique du principe actif en composés appelés métabolites**
→ Principal site de biotransformations : **foie**
→ Produit final plus hydrosoluble (plus polaire) que la molécule initiale, pour en faciliter l'**élimination**

- Réactions de phase I (fonctionnalisation)
- Réactions de phase II (conjugaison)
- Paramètres :
  - Caractéristiques physiologiques
  - États pathologiques
  - Variabilité génétique
  - Interactions médicamenteuses

**Modèles des études pharmacocinétiques**

Prédiction du comportement du PA durant son devenir

Détermination de la voie d'administration la plus adaptée, la posologie maximale, le délai à partir duquel la concentration plasmatique en principe actif est stable, les interactions médicamenteuses et les effets dans les différentes conditions physiologiques

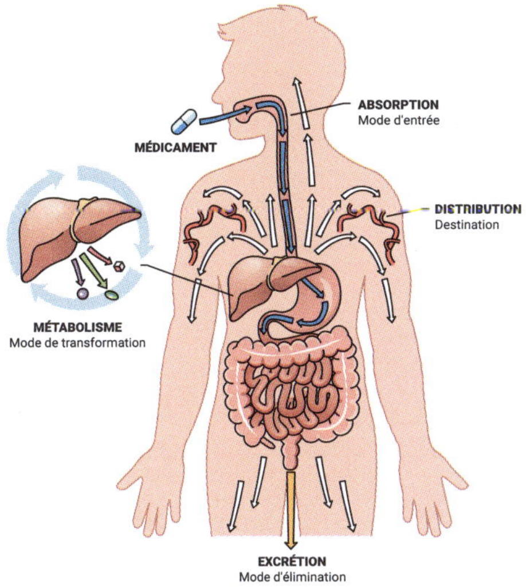


**Excrétion (E)**

= principalement par voie urinaire grâce aux reins et par voie biliaire après ou sans biotransformations hépatiques des molécules initiales

- Excrétion rénale
- Excrétion hépatique
- Autres voies d'élimination : lait maternel, sueur, salive et phanères, voie pulmonaire

**Paramètres pharmacocinétiques évalués**

- Biodisponibilité
- Cmax et Tmax
- Vd ou volume de distribution (Vd)
- t1/2 et Ke
- Clairance

# 4.2 Notions de pharmacodynamie

**NOTIONS DE PHARMACODYNAMIE**

*= Caractéristiques des substances actives délivrées par le médicament : fixation sur les cibles, mécanismes d'action, interactions avec d'autres molécules*

## Cibles du principe actif

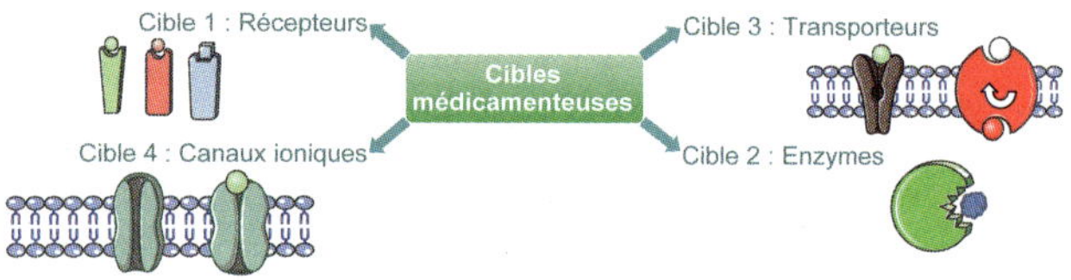


Enzymes

**Récepteurs = molécules ou groupement de molécules protéiques** (en général) appartenant à la structure cellulaire qui possèdent une configuration spatiale particulière nécessaire pour fixer une substance (ligand) biologiquement active, qui montre une **activité intrinsèque**

→ Localisés dans différentes structures cellulaires : **membrane plasmique, cytosol ou noyau**

**Caractéristiques**

- Spécificité
- Distribution régionale
- Affinité
- Saturation
- Réversibilité
- Déplacement de la liaison

**Diversité**

- Récepteurs ionotropiques
- Récepteurs métabotropiques
- Récepteurs enzymes
- Récepteurs nucléaires

**Transporteurs et pompes**
**= protéines engagées dans les fonctions de transport** (= transporteurs membranaires) ou des pompes à activité ATPasique (= ATPases)

Interaction ligand-récepteur

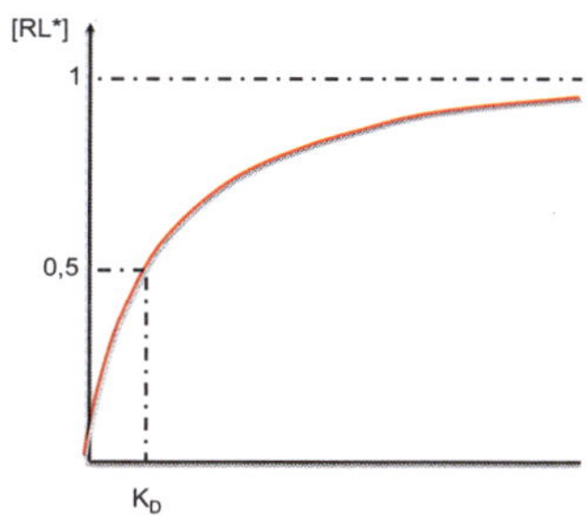


Puissance du médicament

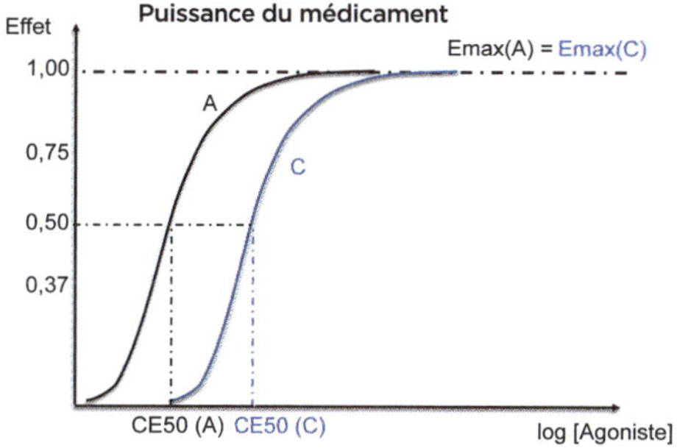


## Étude de l'interaction ligand-récepteur

**Mise en œuvre de la quantification de la liaison sur le récepteur (relation ligand-récepteur)**
**→ Affinité d'un principe actif pour sa cible peut être évaluée lors des études de « *binding* »**

### Études de « binding »

= mise en jeu des suspensions de membranes obtenues à partir de tissus ou d'organes et ligand radiomarqué (L*)

- **Radioligand L*** pourra se lier au récepteur
- **Isolement des ligands radiomarqués** fixés sur lesrécepteurs (RL*) et des molécules de ligands radiomarqués non fixés (L*)
- **Quantification de la radioactivité ou phase de mesure**

### Études de la dose-effet

**Agoniste et agoniste partiel :**

- **Agoniste**
  = molécule capable de produire le même effet biologique que le ligand naturel du récepteur concerné
- **Antagoniste** (compétitif, non compétitif)
  = molécule incapable d'engendrer l'effet biologique, en empêchant notamment l'accès du ligand naturel à son récepteur

**Sélectivité**

**Efficacité**
= caractérisée par l'Emax ou effet maximal induit

**Puissance**
= caractérisée par la CE50 : plus la valeur de la CE50 est faible, plus la substance étudiée est puissante

## Notes personnelles

# Médicaments de la cardiologie

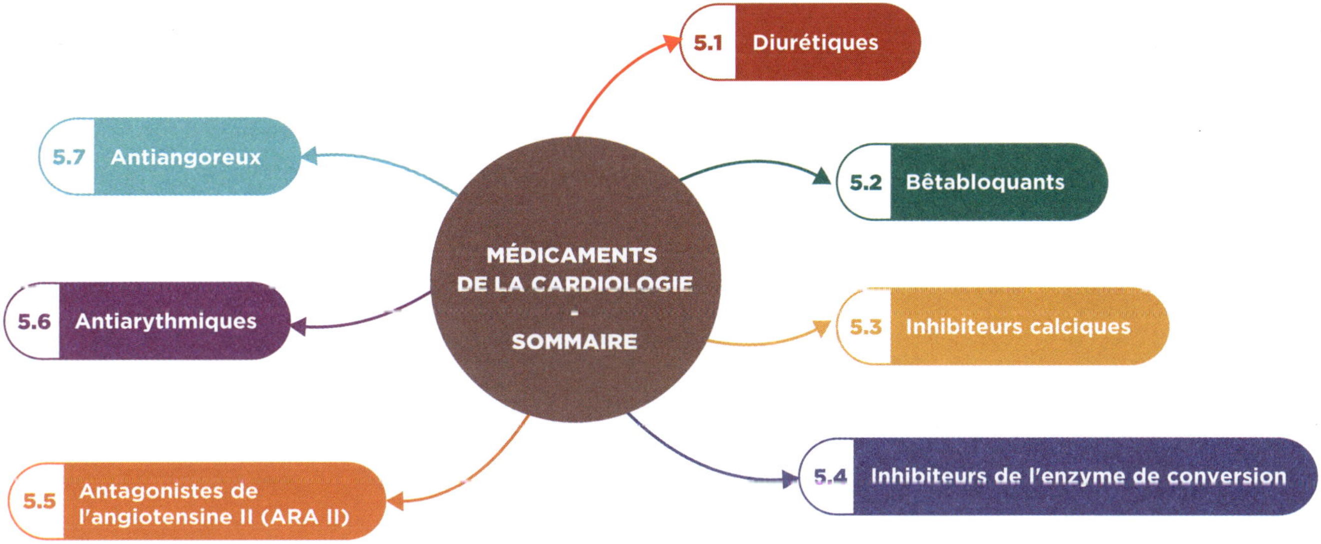

# 5.1 Diurétiques

## DIURÉTIQUES

*= Augmentent la diurèse et permettent d'éliminer des ions sodium (effet natriurétique) et de faire baisser la volémie par élimination d'eau*

### Éléments de physiologie

Au niveau des néphrons, le **tube proximal** permet la réabsorption iso-osmotique de sodium des 2/3 du volume filtré au niveau des glomérules

→ Le chlore, le sodium et le potassium sont réabsorbés de façon active au niveau de la branche ascendante de l'anse de Henlé, sans réabsorption d'eau, grâce à un **co-transporteur $Na^+/K^+/2Cl^-$**

→ Dans la portion initiale du tube distal, le chlore et le sodium sont réabsorbés de façon active grâce à un **co-transporteur $Na^+/Cl^-$**

→ La partie terminale du tube distal permet une réabsorption active de sodium sous l'action de l'aldostérone

### Indications

Généralement prescrits en association avec les inhibiteurs de l'enzyme de conversion, les antagonistes du récepteur de l'angiotensine II, avec lesquels ils agissent en synergie

- **Hypertension artérielle**
- **Insuffisance cardiaque**
- **Œdèmes** d'origine cardiaque, hépatique ou rénale

### Classification

**❶ Diurétiques de la portion ascendante de l'anse**

= dérivés de sulfamides, agissent sur la portion ascendante de l'anse de Henlé entraînant l'inhibition du co-transporteur $Na^+/K^+/2Cl^-$

→ Excrétion accrue des ions $Na^+$ et $K^+$ entraîne une élimination d'eau

- Chef de file : **Furosémide** (LASILIX®)
- Autres : **Bumétanide** (BURINEX®), **Pirétanide** (EURELLIX®)

**❷ Diurétiques thiazidiques et apparentés**

= inhibent le co-transporteur $Na^+/Cl^-$ au niveau du tubule distal

→ Natriurétiques, favorisent la fuite d'ions $K^+$ sécrétés au niveau distal

- Chef de file : **Hydrochlorothiazide** (ESIDREX®)
- Autres : **Indapamide** (FLUDEX®), **Ciclétanine** (CICLETANINE ®)

**❸ Diurétiques « épargneurs de potassium »**

= agissent au niveau du tubule distal et/ou collecteur

→ Diminuent l'excrétion du potassium sous l'influence de l'**aldostérone**

→ Antagonistes de l'aldostérone (spironolactone et canrénoate), inhibiteurs des **canaux sodiques** (triamtérène et amiloride), ou de leur association avec d'autres classes de diurétiques

- **Spironolactone** (ALDACTONE®), **Canrénoate de potassium** (SOLUDACTONE®)
- **Amiloride** (MODAMIDE®)
- **Associations** (ex. : Spironolactone + Altizide (ALDACTAZINE®))

## Contre-indications et interactions médicamenteuses

- Tous : **allergie** (en particulier les sulfamides), **insuffisance rénale sévère** et **obstruction urinaire**
- **Diurétiques de l'anse et thiazidiques** : hypokaliémie, association avec le lithium

## Surveillance et conseils pratiques

- Bilan biologique initial nécessaire avec ionogramme sanguin
- Mesures hygiéno-diététiques recommandées chez tous les hypertendus
- Surveillance de l'ionogramme et de l'augmentation de la diurèse
- Surveillance quotidienne de la pression artérielle (debout et couché)
- Recherche d'une hypotension orthostatique dans les 1ers jours de traitement
- Surveillance du poids 2 ×/sem pour prévenir toute déshydratation

## Effets indésirables

| | |
|---|---|
| **Diurétiques de l'anse Thiazidiques** | • Déshydratation avec chute tensionnelle<br>• Hypokaliémie et alcalose hypochlorémique<br>• Hyperuricémie et parfois hyperglycémie<br>• Allergies<br>• Hypocalcémie par élimination du calcium<br>• Accidents auditifs (acouphènes et surdité) à haute dose (uniquement pour les diurétiques de l'anse) |
| **Épargneurs de potassium** | • Hyperkaliémie avec conséquences cardiaques<br>• Troubles hormonaux (spironolactone et éplérénone du fait de leur effet antiandrogène) : gynécomasties, troubles menstruels, troubles sexuels<br>• Risques de lithiases des voies urinaires<br>• Hyperuricémie (triamtérène)<br>• Hémorragies digestives hautes pour la spironolactone |

# 5.2 Bêtabloquants

## BÊTABLOQUANTS

*= Antagonistes des récepteurs β-adrénergiques β1 et β2 noradrénergiques*

### Éléments de physiologie

- **Récepteurs bêta-1** localisés dans le cœur
  ➜ Quand stimulés par l'adrénaline, augmentent la fréquence cardiaque et la force de contraction ou contractilité du cœur
- **Récepteurs bêta-2** situés au niveau des fibres musculaires lisses du poumon, de la vessie, de l'utérus ainsi que dans les vaisseaux coronaires

Ces récepteurs ont un rôle relaxant sur les **fibres musculaires lisses**

### Indications

- **Hypertension artérielle**
- **Arythmies cardiaques**
- **Insuffisance cardiaque**
- **Douleurs thoraciques**
- **Ophtalmologie :** hypertonie intra-oculaire, glaucome

### Classification

Classe1 : β-bloquants à effets stabilisants de la membrane quinidinique-like

Classe2 : β-bloquants à effet inotrope négatif et pur

Classe3 : β-bloquants à activité sympathomimétique intrinsèque ou ASI

Classe4 : β-bloquants purs dépourvus des propriétés décrites précédemment

Classe5 : β-bloquants sélectifs antagonistes spécifiques (soit β1, soit β2)

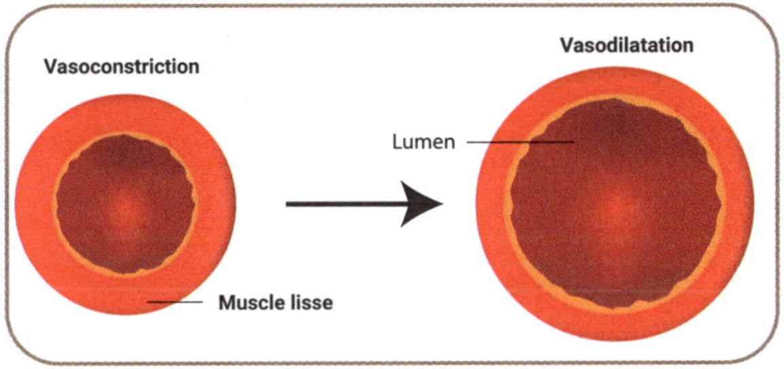


Effets des bêtabloquants

**Surveillance et conseils pratiques**

- Mesures hygiéno-diététiques recommandées chez tous les hypertendus
- Bilan biologique initial nécessaire avec ionogramme sanguin, dosages sanguins de l'urée et de la créatinine
- Surveillance de l'ionogramme et de l'augmentation de la diurèse
- Surveillance quotidienne de la pression artérielle (debout et couché)
- Recherche d'une hypotension orthostatique dans les 1ers jours de traitement
- Surveillance du poids 2 x/sem pour prévenir toute déshydratation

**Effets indésirables**

- Bradycardie sévère (par effets chronotropes et dromotropes négatifs)
- Aggravation d'une vasoconstriction périphérique préexistante
- Bronchoconstriction, asthénie, refroidissement des extrémités par effet vasoconstricteur
- Insomnie et cauchemars
- Troubles digestifs (diarrhées, gastralgies, nausées et vomissements) et impuissance

# 5.3 Inhibiteurs calciques

## INHIBITEURS CALCIQUES

*= Freinent l'entrée du calcium dans les cellules musculaires intervenant dans la contraction des artères*

### Indications

- **Hypertension artérielle**
- **Prévention de la crise angineuse**
- **Troubles du rythme cardiaque**

### Contre-indications et interactions médicamenteuses

Tous : allergie au principe actif ou au médicament

Interactions :
- Associations avec **dantrolène en IV** (risque de fibrillation auriculaire) et avec ciclosporine contre-indiquées
- **Amiodarone, anti-arythmiques, β-bloquants** : peuvent engendrer des troubles de l'automatisme et de la conduction cardiaques
- **Dérives nitrés** : majorent les effets vasodilatateurs
- **Anti-H2** : augmentent la concentration en diltiazem
- **Inducteurs enzymatiques** (carbamazépine) : ➜ augmentation de la concentration plasmatique des inhibiteurs calciques

Insuffisance cardiaque

Hypotension artérielle

### Données pharmacologiques

Inhibent le transfert membranaire du $Ca^{2+}$ dans les cellules musculaires cardiaques et dans les cellules musculaires vasculaires en se fixant sur les **canaux calciques voltage-dépendants**
➜ Provoquent le relâchement des artères (vasodilatateurs et coronodilatateurs) et **diminuent les résistances périphériques vasculaires** (RPT)

Inhibition du transfert membranaire du $Ca^{2+}$ dans les cellules musculaires cardiaques et dans les cellules musculaires vasculaires

Relâchement des artères (vasodilatateurs et coronodilatateurs) et diminution des résistances périphériques vasculaires (RPT)

Abaissement de la consommation en oxygène du myocarde

Action antiarythmique : Vérapamil et diltiazem

### Classification

Dihydropyridines (1er et 2e génération) à tropisme vasculaire dominant (vasodilatateur) : nifédipine, nicardipine...

Phénylalkylamines : vérapamil

Benzothiazépines : diltiazem

### Surveillance et conseils pratiques

Chez le patient âgé, doses augmentées progressivement pour limiter les effets indésirables

En cas d'insuffisance hépatique (notamment chez le cirrhotique), prudence en raison de modifications de l'élimination

Pas de prise d'alcool au cours du traitement

Surveillance de l'efficacité du traitement : diminution de la symptomatologie, mesure de la pression artérielle et de la fréquence cardiaque, si nécessaire suivi de l'ECG

Mesures hygiénodiététiques conseillées pour les hypertendus

### Effets indésirables

Troubles digestifs, vertiges, asthénie, prurit, céphalées en raison des effets vasodilatateurs artériolaires

Œdèmes des membres inférieurs (effets vasodilatateurs artériolaires)

Hypotension et tachycardie réflexe (dihydropyridines)

Bradycardie et troubles de la conduction cardiaque (risque majoré en association avec les β-bloquants)

# Inhibiteurs de l'enzyme de conversion 5.4

# INHIBITEURS DE L'ENZYME DE CONVERSION

*= Agissent sur les mécanismes neuro-hormonaux de la régulation de l'hémodynamique et donc de la pression artérielle*

## Données pharmacologiques

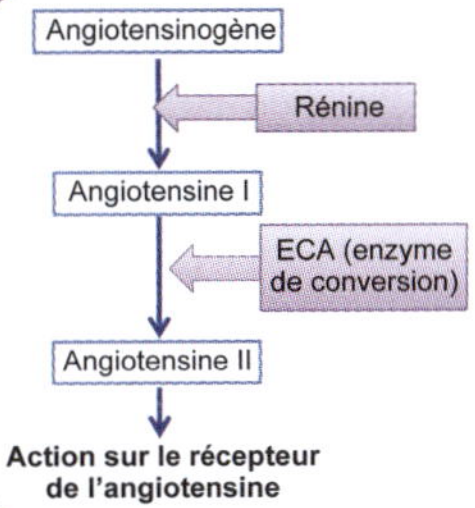


Angiotensine II (octapeptide plasmatique produit à partir de l'angiotensine I au niveau du rein sous l'influence de l'enzyme de conversion de l'angiotensine (ECA)) responsable d'une vaso-constriction importante et augmentation de la pression artérielle

➜ ECA intervient dans la dégradation des kinines, dont labradykinine (substance vasodilatatrice)

➜ IEC : provoquent une vasodilatation artérielle et une diminution de rétention hydrosodée

## Indications

Souvent utilisés en association avec d'autres anti-hypertenseurs (diurétiques, inhibiteurs calciques)

- **Hypertension artérielle**
- **Insuffisance cardiaque**
- **Troubles du rythme cardiaque**

## Contre-indications et interactions médicamenteuses

Tous : allergie au principe actif ou au médicament

Interactions :
- Association des IEC au **potassium, sels désodés, potassium et diurétiques épargneurs de potassium** contre-indiquée
- **Antipsychotiques et thymoanaleptiques** tricycliquesmajorent le risque d'hypotension orthostatique
- **Lithiémie** peut être augmentée

Antécédent d'œdème de Quincke

Insuffisance rénale

Contre-indiqués chez la femme enceinte aux 2e et 3e trimestres (risque de toxicité foetale) et déconseillés au 1er trimestre de la grossesse

## Effets indésirables

- Sensation de vertige, crampes musculaires, céphalées et asthénie
- Angioedème
- Hyperkaliémie
- Troubles digestifs (nausées, vomissements, diarrhées)
- Hypotension brutale
- Allergie au principe actif ou au médicament
- Toux sèche et modifications du goût
- Insuffisance rénale

## Surveillance et conseils pratiques

Apparition d'une toux sèche lors du traitement à signaler au médecin

Mesures hygiéno-diététiques recommandées chez tous les hypertendus

Sous IEC :
- **Surveillance biologique** (NFS, créatinémie, kaliémie, transaminases) et **surveillance quotidienne de la pression artérielle**
- Mise en garde contre une **hypotension orthostatique** dans les 1ers jours de traitement
- **Vertiges fréquents** (attention particulière chez le patient âgé avec risque de chute)

# 5.5 Antagonistes de l'angiotensine II (ARA II)

## ANTAGONISTES DE L'ANGIOTENSINE II (ARA II)

*= Médicaments antagonistes des récepteurs de l'angiotensine II (ARA II), substance produite à partir de l'angiotensine I via l'enzyme de conversion*
*→ Famille des* ***sartans***

### Données pharmacologiques

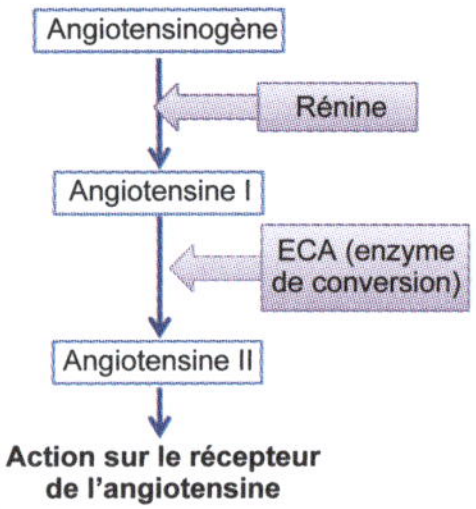


Angiotensine II (octapeptide plasmatique produit à partir de l'angiotensine I au niveau du rein sous l'influence de l'enzyme de conversion de l'angiotensine (ECA)) : entraîne vasoconstriction importante et augmentation de la pression artérielle

→ Sartans : bloquent l'action de l'angiotensine II par antagonisme compétitif au niveau des récepteurs AT1 et entraînent une baisse de la pression artérielle

### Indications

Souvent utilisés en association avec d'autres **anti-hypertenseurs** (diurétiques, inhibiteurs calciques) pour renforcer l'action **anti-hypertensive**

- **Hypertension artérielle**
- **Insuffisance cardiaque**

### Contre-indications et interactions médicamenteuses

Tous : allergie au principe actif ou au médicament

Interactions :
- Association des sartans au **potassium, diurétiques épargneurs de potassium et inhibiteurs de l'enzyme deconversion contre-indiquée**
- **Lithiémie peut être augmentée**

Insuffisance rénale ou hépatique sévère

Contre-indiqués chez la femme enceinte aux 2e et 3e trimestres (risque de toxicité foetale)

### Effets indésirables

En cas de signes évocateurs d'entéropathie, considérer l'arrêt du traitement par l'**olmesartan**

Hypotension brutale en cas de déficit en eau et en sodium préexistant, hypotension orthostatique et hyperkaliémie peuvent induire ou aggraver un psoriasis

### Surveillance et conseils pratiques

Surveillance biologique : créatinémie, kaliémie

Surveillance quotidienne de la pression artérielle

Recherche d'une hypotension orthostatique dans les 1ers jours de traitement (en particulier chez le patient âgé)

Mesures hygiéno-diététiques recommandées chez tous les hypertendus

# ANTI-ARYTHMIQUES

*= Classe de médicaments utilisés pour supprimer les rythmes accélérés du coeur (arythmies cardiaques)*
*➜ Modifient les propriétés électrophysiologiques cardiaques en agissant sur la cinétique transmembranaire des ions*

## Données pharmacologiques

**Classe I (Ia, Ib et Ic)** : agissent sur la dépolarisation et la repolarisation des cellules myocardiques, ralentissent la propagation de l'influx et bloquent les canaux sodiques rapides

**Classe II** : **bêtabloquants** = ralentissent la conduction auriculo-ventriculaire par antagonisme de la stimulation bêta-adrénergique

**Classe III** : **Amiodarone** = bloque en priorité les canaux du potassium et prolonge la durée du potentiel d'action (allongement de la repolarisation)
➜ Bloque partiellement les canaux sodiques

**Classe IV** : **inhibiteurs calciques** (vérapamil et diltiazem) = engendrent une vasodilatation artérielle et réduisent la vitesse de conduction auriculo-ventriculaire en inhibant l'entrée du calcium dans les cellules musculaires lisses vasculaires et les cellules myocardiques

**Autres antiarythmiques** : ralentissent uniquement la conduction nodale

## Indications

- **Traitement et/ou prévention des arythmies ventriculaires**
- **Prévention des récidives de fibrillation auriculaire (classes I et III)**
- **Traitement des tachycardies jonctionnelles (classe IV)**

## Contre-indications et interactions médicamenteuses

Tous : **allergie** au principe actif ou au médicament

**Interactions** :
- **Classe I** : avec les substances provoquant des torsades de pointe (sotalol, amiodarone, érythromycine en IV, sulpiride) en raison d'un risque majoré de troubles du rythme ventriculaire
- **Association avec les inducteurs enzymatiques** (phénytoïne, carbamazépine) à prendre en compte

**Amiodarone** : allergie aux produits iodés

## Effets indésirables

**Classe I** : effets pro arythmogène, inotrope négatif, anticholinergiques et toxicité neurologique (Lidocaïne), réactions allergiques, toxicité hématologique

**Classe II** : bradycardie, hypotension, troubles digestifs, asthénie, insomnie et hypoglycémie

**Classe III** : bradycardie, photosensibilisation, dépôts cornéens, diverses pathologies (fibrose pulmonaire, neurologiques, cutanées et thyroïdiennes), effet pro-arythmogène

**Classe IV** : bradycardie, céphalées et œdèmes des membres inférieurs, hypotension et troubles de la conduction cardiaque

## Surveillance et conseils pratiques

Ne pas s'exposer au soleil sans protection (risque de **photosensibilisation** avec l'amiodarone)

**Règles hygiéno-diététiques** : pas de prise d'alcool ni de tabac, alimentation pauvre en acides gras saturés, contrôle du poids, sommeil suffisant, diminution du stress

Ne pas interrompre brutalement le traitement par **β-bloquants**

Ne pas s'exposer aux **fortes chaleurs** (déshydratation aggravant les troubles du rythme)

# 5.7 Antiangoreux

## ANTIANGOREUX

*= Diminuent la consommation et/ou augmentent les apports en oxygène au niveau myocardique pour améliorer la circulation coronaire*

### Données pharmacologiques

Si besoins du myocarde supérieurs à l'apport en oxygène : épisode ischémique avec angor stable, syndrome coronarien aigu (SCA) avec ou sans sus-décalage du segment ST

Dérivés nitrés et molsidomine = donneurs de monoxyde d'azote (NO) au niveau des cellules musculaires lisses induisant l'augmentation de GMPc et une diminution de $Ca^{2+}$ libre intracellulaire et donc un relâchement des fibres musculaires lisses vasculaires
→ Contribuent à une **action vasodilatation** veineuse avec une diminution de la pression intracardiaque, une vasodilatation coronarienne et une vasodilatation artériolaire périphérique entraînant une **diminution des résistances vasculaires périphériques** et donc de la **postcharge cardiaque**

Nicorandil = active l'ouverture des canaux $K^+$ provoquant une hyperpolarisation des membranes cellulaires vasculaires, un relâchement (par augmentation du taux de GMPc) des muscles de la paroi artérielle et donc une vasodilatation artérielle

Trimétazine = préserve, lors d'une hypoxie, le métabolisme énergétique de la cellule et donc l'abaissement du taux intracellulaire de l'ATP qui assure ainsi le fonctionnement des pompes $Na^+/K^+$

Autres médicaments associés : bêtabloquants, inhibiteurs calciques, antiagrégants plaquettaires

### Effets indésirables

Céphalées et vertiges

Nicorandil : hypotension et/ou augmentation du rythme cardiaque en cas de fortes doses, risque d'ulcérations de la peau ou des muqueuses

Trimétazidine : asthénie, troubles digestifs, atteintes cutanées, syndrome parkinsonien

Ivabradine : bradycardie et extrasystoles ventriculaires, pression artérielle non contrôlée des troubles digestifs

Molsidomine : hypotension orthostatique, troubles digestifs, démangeaisons

Dérivés nitrés : bouffées de chaleur, hypotension orthostatique et vasodilatation cutanée avec rougeur

**Indications**

- Tous : **traitement de l'angor**
- **Dérivés nitrés** : syndrome coronarien aigu, insuffisance cardiaque gauche

**Contre-indications et interactions médicamenteuses**

Tous : **allergie** au principe actif ou au médicament

**Interactions** : risque d'hypotension brutale avec le sildénafil, antihypertenseurs, antidépresseurs tricycliques,anxiolytiques et vasodilatateurs

**Dérivés nitrés** : état de choc et hypotension sévère, infarctus du myorcarde récent et cardiomyopathie obstructive

**Surveillance et conseils pratiques**

**Ivabradine** : surveiller la fréquence cardiaque en cas de ralentissement important du cœur (moins de 50/min), de survenue de palpitations, de sensation de pouls irrégulier,d'essoufflement, d'étourdissement → prévenir le prescripteur

**Nicorandil** : apparition inexpliquée d'une lésion sur la peau ou une muqueuse ou d'une conjonctivite nécessite l'arrêt du traitement et un avis médical rapide

**Chez les patients âgés** : attention aux effets del'hypotension orthostatique (risque de chute au lever,vertiges)

**Doses progressives** (avertir du changement possible de laposologie) pour minimiser les indésirables

**Dérivés nitrés** : surveillance quotidienne de lapression artérielle et recherche d'une hypotension orthostatique dans les 1ers jours de traitement

## Notes personnelles

6

# Médicaments de la médecine vasculaire

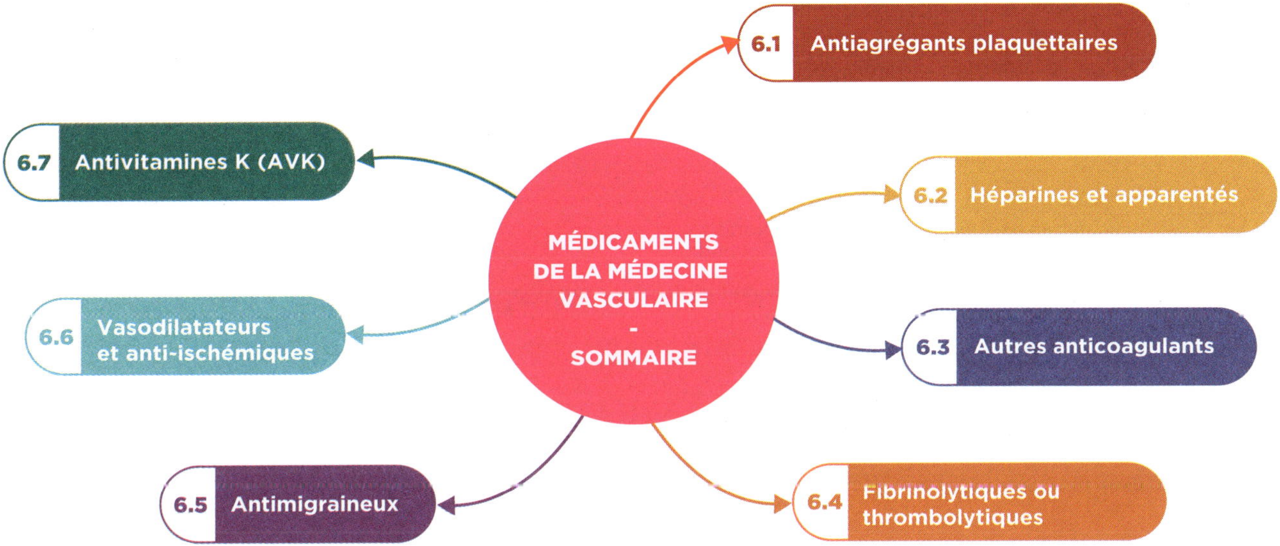

# Antiagrégants plaquettaires

## ANTIAGRÉGANTS PLAQUETTAIRES

*= Antithrombotiques intervenant sur l'hémostase en neutralisant la capacité d'agrégation des plaquettes*

### Indications

Indiqués dans la prévention des complications thrombotiques de l'athérosclérose

- **Prévention secondaire après infarctus du myocarde**
- **Prévention des accidents ischémiques cérébraux**
- **Syndromes coronariens aigus (formes injectables)**

### Données pharmacologiques

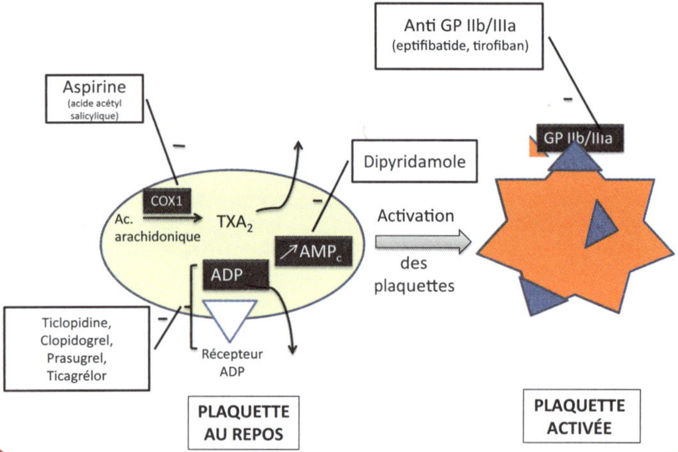


### Principaux principes actifs

**Acide acétylsalicylique :** inhibe irréversiblement la cyclooxygénase plaquettaire (COX1)

**Clopidogrel, ticlopidine, prasugrel, cangrélor, ticagrélor** : inhibent le récepteur plaquettaire ou la voie de signalisation de l'ADP

**Dipyridamole** : inhibe l'AMPc phosphodiestérase plaquettaire

**Antagonistes du récepteur GPIIb/IIIa du fibrinogène** : inhibent l'adhésion à l'endothélium et l'agrégation des plaquettes

# Antiagrégants plaquettaires

6.1

## Contre-indications et interactions médicamenteuses

Tous : allergie (en particulier l'aspirine)

Aspirine : ulcère gastroduodénal

Prasugrel et ticagrélor : en cas d'antécédent d'AVC, chez les patients de plus de 75 ans, et en cas d'insuffisance hépatique sévère

Interactions :
- Association du clopidogrel avec les inhibiteurs de la pompe à protons à éviter
- Ticagrélor et inhibiteurs du CYP3A4 (kétoconazole, clarithromycine, inhibiteurs de protéase)

## Surveillance et conseils pratiques

Apparition des signes cliniques liés au risque hémorragique

Arrêt même temporaire du traitement exposant à un risque accru d'évènement vasculaire

Recherche des situations de contre-indications chez les patients âgés : ulcération gastro-intestinale, antécédent d'hémorragie intracrânienne

## Effets indésirables

Augmentation du risque hémorragique lié à l'inhibition plaquettaire

Ticlopidine : effets digestifs, hépatiques et surtout hématologiques (anémies, agranulocytoses, thrombopénies, risque d'aplasie médullaire)

Dipyridamole : nausées, vomissements, maux de tête et vertiges

Aspirine et clopidogrel : troubles gastro-intestinaux, céphalées et vertiges

# 6.2 Héparines et apparentés

**HÉPARINES ET APPARENTÉS**

*= Antithrombotiques renfermant des molécules d'héparine de longueurs variables*

**Variétés de médicaments**

- Héparines non fractionnées (HNF)
- Héparines à bas poids moléculaire (HBPM)
- Héparinoïde : danaparoïde sodique

**Données pharmacologiques**

Les héparines activent l'antithrombine III (ATIII), protéine inhibitrice des protéases à effet procoagulant
→ Inhibent ainsi indirectement 2 facteurs de la coagulation : **thrombine** (IIa) et **facteur Xa**

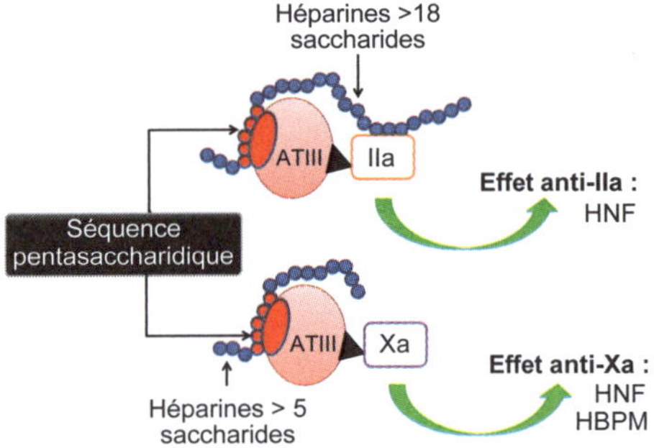


**Effets indésirables**

- Hématomes au point d'injection
- Thrombopénie induite par l'héparine (TIH) : surtout pour les HNF
- Ostéoporose chez la femme enceinte si utilisation prolongée (HNF)
- Risque hémorragique

## Indications

- **HNF** : traitement curatif de la maladie thromboembolique veineuse à la phase aiguë, de l'oblitération artérielle aiguë parembolie, l'infarctus du myocarde à la phase aiguë (héparinesodique) + traitement préventif de la maladie thromboembolique veineuse et des thromboses artérielles
- **HBPM** : traitement prophylactique de référence des thromboses veineuses profondes
- **Danaparoïde sodique** : prophylaxie dans la maladie thromboembolique en chirurgie oncologique et orthopédique, ou dans les manifestations thrombo-emboliques chez les patients atteints de thrombopénie induite par l'héparine (TIH) de type II aiguë sans complications thromboemboliques

## Surveillance et conseils pratiques

HNF :

- **Bilan biologique initial** : numération des plaquettes, taux de prothrombine (TP), temps de céphaline activée (TCA), clairance de la créatinine et suivi biologique
- **Surveillance clinique** permet d'évaluer le **risque hémorragique** : apparition de signes d'alerte (gingivorragie, hématurie, épistaxis)
- **Bonne observance des horaires** pour l'administration de l'héparine calcique
- Information sur les risques d'**automédication** avec l'aspirine ou les AINS
- En cas d'accident hémorragique : neutraliser instantanément l'action anticoagulante de l'héparine à l'aide d'une injection de **sulfate de protamine**

HBPM et apparentés :

- **Surveillance biologique initiale** : numération des plaquettes, taux de prothrombine (TP), TCA (temps de céphaline activée) et clairance de la créatinine
- **Surveillance biologique : héparinémie** (mesure de l'activité anti-Xa), **numération des plaquettes** (sous danaparoïde : mesure de l'activité anti-Xa non systématique, envisagée pour certaines situations : cachexie, surpoids, insuffisance rénale ou risque hémorragique)
- Information sur les risques d'**automédication** avec l'aspirine ou les AINS
- Apparition de **signes d'alerte** : gingivorragie, hématurie, épistaxis
- **Bonne observance des horaires** pour l'administration de l'héparine calcique

## Contre-indications et interactions médicamenteuses

- Hypersensiblité au médicament
- Injection par voie intramusculaire
- Antécédents de thrombopénie grave
- Neurochirurgie récente
- Maladies hémorragiques
- Hypertension artérielle maligne
- Lésions organiques susceptibles de saigner

Interactions : association avec **acide acétylsalicylique** et **AINS** à éviter

# 6.3 Autres anticoagulants

**AUTRES ANTICOAGULANTS**

*= Inhibiteurs directs de la thrombine (IIa) et inhibiteurs du facteur Xa (souvent appelés « nouveaux anticoagulants oraux » ou « NACO »)*
*→ Antithrombine III et protéine C*

## Données pharmacologiques

Inhibiteurs directs de la thrombine (DTI) :
- **Bivalirudine** : analogue recombinant de l'hirudine (polypeptide)
- **Dabigatran etexilate**
- **Argatroban** : dérivé synthétique de la L-arginine

Inhibiteurs du Xa : préviennent la formation de thrombine
- **Rivaroxaban et apixaban :** 2 inhibiteurs directs du facteur Xa
- **Fondaparinux sodique**

Antithrombine III : antithrombine humaine d'origine plasmatique

Protéine C (à base de protéine C humaine)

## Indications

Bivalirudine : traitement (voie IV en bolus) des patients atteints d'un **syndrome coronarien aigu** (angor instable, infarctus du myocarde sans sus-décalage du segment ST)
→ À administrer avec de **l'aspirine** et du **clopidogrel**

Dabigatran, rivaroxaban, apixaban et edoxaban : prévention (voie orale) des **troubles thromboemboliques veineux** après arthroplastie de la hanche ou du genou, des AVC et de la formation de caillots

Argatroban : anticoagulation (voie parentérale) chez l'adulte ayant une **thrombopénie** induite par l'héparine (TIH) de type II (traitement initié par un médecin spécialisé)

Fondaparinux :
- Prévention (voie SC) des **thromboses veineuses profondes (TVP) aiguës** et traitement de l'**infarctus du myocarde** avec sus décalage du segment ST (IDM ST+)
- Traitement de l'**angor instable** ou de l'**infarctus du myocarde** sans sus décalage du segment ST (AI/IDM ST-)
- Prévention des **événements thromboemboliques veineux**
- Traitement de la thrombose veineuse superficielle spontanée aiguë symptomatique des membres inférieurs

Antithrombine III : **déficits en antithrombine** constitutionnels ou acquis sévères (< 60 %)

Protéine C : **déficits constitutionnels sévères en protéine C**, prévention de la thrombose lors d'interventions chirurgicales et de césariennes, en cas d'inefficacité ou de contre-indication du traitement

## Effets indésirables

| | |
|---|---|
| **Dabigatran** | Hémorragies, anémie et anomalies de la NFS, troubles digestifs (diarrhée, nausées...), réaction allergique |
| **Argatroban** | Nausées, hémorragies, thrombopénie, anémie |
| **Rivaroxaban Apixaban** | Saignement, anémie, nausées, élévation des transaminases |
| **Fondaparinux** | Risque de saignements et d'anémie |
| **Inhibiteurs du Xa (NACO)** | Complications hémorragiques, parfois graves |

## Surveillance et conseils pratiques

Voir « HBPM »

Attention aux surdosages et risque hémorragique : pas d'antidote pour les NACO

Nécessité d'une prise régulière des traitements par voie orale

## Contre-indications et interactions médicamenteuses

Bivalirudine : insuffisance rénale sévère, patients sous dialyse

NACO : saignements actifs, troubles de l'hémostase, atteinte hépatique, ne pas associer avec autres anticoagulants, pas d'administration chez femmes enceintes et allaitement

# Fibrinolytiques ou thrombolytiques

## FIBRINOLYTIQUES OU THROMBOLYTIQUES

*= Médicaments à activité enzymatique accélérant la dissolution des caillots intravasculaires*

### Données pharmacologiques

Favorisent la plasminogénolyse ou transformation du plasminogène inactif en plasmine active qui hydrolyse les caillots de fibrine

➜ Les produits de dégradation de la fibrine (PDF) ont une action anticoagulante (anti-IIa) et antiagrégante plaquettaire

➜ La plasmine hydrolyse également le fibrinogène et les facteurs de la coagulation V et VIII

- **Urokinase** : sérine-protéase isolée des cellules embryonnaires humaines, active directement la transformation du plasminogène circulant en plasmine
- **Altéplase (rt-PA)** et **ténectéplase** : protéines recombinantes identiques au t-PA qui favorisent la transformation du plasminogène en plasmine

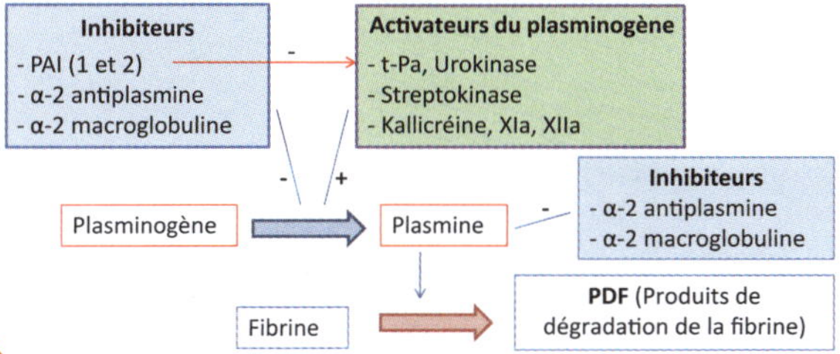


- Fibrinolytiques de 1re génération = urokinase
- Fibrinolytiques de 2e génération = altéplase
- Fibrinolytiques de 3e génération = ténectéplase

### Indications

- Traitement des thromboses veineuses profondes et certains AVC ischémiques aigus
- Restauration de la perméabilité de cathéters veineux en cas d'obstruction liée à un thrombus en formation ou récemment formé
- Traitement thrombolytique à la phase aiguë de l'infarctus du myocarde et après l'embolie pulmonaire
- Traitement thrombolytique des suspicions d'infarctus du myocarde avec présence d'une élévation persistante du segment ST

### Contre-indications et interactions médicamenteuses

- Ne pas pratiquer d'injection IM ou intra-artérielles pendant le traitement
- **Ne pas associer aux AINS, à l'aspirine et aux AVK** (augmentation du risque hémorragique)
- Contre-indiqués en cas de risque hémorragique élevé (anticoagulants oraux, ulcères digestifs non cicatrisés, antécédents d'hémorragie intracrânienne)

### Effets indésirables

- Manifestations allergiques et chocs (streptokinase)
- Risque majeur : hémorragie (hémorragies intracrâniennes en particulier)
- Troubles cardiaques (angor, ischémie, hypotension, arythmies)

### Surveillance et conseils pratiques

- Éviter l'automédication avec aspirine ou AINS

# 6.5 Antimigraineux

## ANTIMIGRAINEUX

*= Traitent et préviennent les crises de migraine dont les signes cliniques sont liés à une vasoconstriction suivie d'une vasodilatation*

### Indications

**Médicaments de la crise** : **en 1e intention, les AINS** et **autres antalgiques** de palier I (aspirine, paracétamol) et, **en 2e intention, les alcaloïdes de l'ergot de seigle** puis les **triptans**

**Médicaments de fond** : bêtabloquants (traitement de référence) et **antisérotoninergiques**

**Topiramate** (antiépileptique) et **flunarizine** (inhibiteur calcique) : utiles lorsque les autres thérapeutiques sont inefficaces

### Données pharmacologiques

**Anti-inflammatoires non stéroïdiens (AINS), paracétamol et aspirine** : analgésiques périphériques de palier I

**Alcaloïdes de l'ergot de seigle** (dihydroergotamine) : affinité agoniste pour certains récepteurs sérotoninergiques
→ À fortes doses, antagonistes des récepteurs adrénergiques, sérotoninergiques et dopaminergiques

**Triptans** : agonistes pour certains récepteurs sérotoninergiques (5HT1B/D) qui engendrent une vasoconstriction au niveau des méninges et préviennent la libération des substances algogènes

**Bêtabloquants (sans ASI)** : antagonistes des récepteurs β-noradrénergiques

**Antisérotoninergiques** : antagonistes pour les récepteurs 5HT2 de la sérotonine

**Antagonistes** du récepteur au peptide relié au gènecalcitonine : anticorps monoclonaux dirigés contre le récepteur au calcitonin gene-related peptide (CGRP) associé aux crises de migraine

### Effets indésirables

**Dérivés de l'ergot de seigle** : effets indésirables cardiovasculaires (hypertension artérielle, ischémie myocardique), risque d'ergotisme aigu (ischémie des membres avec risque de nécrose) ou chronique (céphalées, signes de vasoconstriction et hypertension artérielle)

**Triptans** : impression de tête vide, faiblesse, somnolence, sensations vertigineuses ou de fourmillements, bouche sèche, chaleur ou brûlures diffuses notamment au niveau de la poitrine et de la gorge

**Antisérotoninergiques** : effets anticholinergiques (effets atropiniques) avec constipation, dysurie, élévation de la pression intra-oculaire, troubles de la mémoire
→ Effets antihistaminiques avec sédation, prise de poids

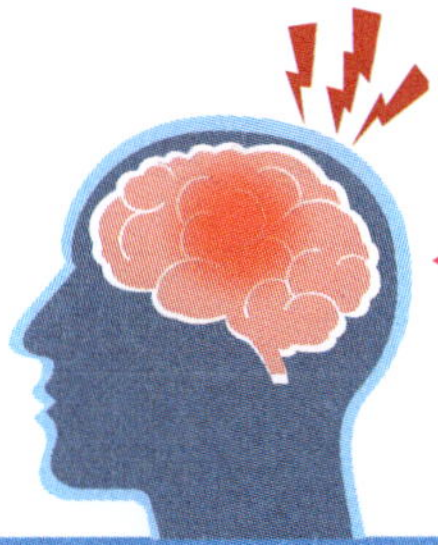


## Surveillance et conseils pratiques

Respecter les règles hygiéno-diététiques (pas de prise d'alcool ni de tabac, techniques de relaxation recommandées, aliments riches en tyramine, comme les fromages ou le chocolat, à éviter)

Le traitement de la crise passe, outre les médicaments, par le repos silencieux dans l'obscurité

Ne pas poursuivre le traitement de la crise en dehors de la crise

Commencer le traitement le plus tôt possible en cas de crise

En cas de traitement de fond insister sur le caractère quotidien et prolongé du traitement
→ Ne pas interrompre le traitement brutalement sans avis médical (risque de rebond avec les β-bloquants)

L'effet des antisérotoninergiques se manifeste de façon retardée par rapport au début du traitement
→ Poursuite du traitement liée à une réévaluation au bout de 6 mois

## Contre-indications et interactions médicamenteuses

Triptans : contre-indiqués chez les patients avec antécédents cardiovasculaires (angor, infarctus du myocarde, AVC, troubles du rythme)
→ À ne pas associer avec les vasoconstricteurs de l'ergot de seigle, les IMAO sélectifs ou non (thymoanaleptiques)

Dérivés de l'ergot de seigle : contre-indiqués en cas de maladie artérielle oblitérante et d'hypertension artérielle, en cas d'insuffisance hépatique ou rénale sévère
→ À ne pas associer aux inhibiteurs enzymatiques (risque d'ergotisme avec nécrose des extrémités) et aux triptans (risque d'hypertension artérielle et de vasoconstriction coronaire)

Antisérotoninergiques : contre-indiqués chez des patients souffrant de glaucome par fermeture de l'angle ou d'adénome prostatique

# 6.6 Vasodilatateurs et anti-ischémiques

**VASODILATATEURS ET ANTI-ISCHÉMIQUES**

*= Médicaments destinés à relâcher les fibres musculaires lisses ou à s'opposer aux substances vasoconstrictrices*

## Données pharmacologiques

Naftidrofuryl : possède une **activité 5 HT2** bloquante et s'oppose aux effets proagrégants plaquettaires de la sérotonine

Pentoxifylline : **vasodilatateur artériel**

Iloprost : **analogue de la prostacycline** qui inhibe l'agrégation plaquettaire, l'adhésion et la sécrétion plaquettaires et qui provoque la dilatation des artérioles et des veinules

Antagonistes du calcium (nifédipine et nimodipine) : inhibent sélectivement l'entrée des ions calcium au niveau des canaux voltage-dépendants (essentiellement sur le muscle lisse vasculaire) et diminuent le tonus vasculaire artériel, entraînant une **vasodilatation périphérique et coronaire**

Alphabloquants (moxisylyte et prazozine) : produisent un **effet vasodilatateur** par blocage des récepteurs alpha1-post-synaptiques au niveau de vaisseaux

Bosentan : antagoniste mixte des récepteurs de l'endothéline (ERA) qui **diminue les résistances vasculaires pulmonaires et systémiques**

## Indications

**Artériopathie chronique oblitérante des membres inférieurs (AOMI)**, en particulier le traitement symptomatique de la claudication intermittente

**Syndrome de Raynaud** (en particulier alphabloquants et nifédipine)

**Troubles sensoriels** (visuels, auditifs), **vertiges** et certains **acouphènes**

Réduction des nouveaux ulcères digitaux chez les patients souffrant de **sclérodermie systémique** et d'**ulcères digitaux évolutifs** (bosentan)

## Effets indésirables

| | |
|---|---|
| **Effets communs** | Hypotension orthostatique, vertiges, céphalées, troubles du rythme cardiaque (palpitation, arythmie), troubles digestifs, œdèmes et bouffées de chaleur |
| **Naftidrofuryl Alpha-bloquants** | Troubles digestifs : diarrhées, vomissements, douleurs épigastriques |
| **Naftidrofuryl** | Affections hépatobiliaires (atteinte hépatique grave, de type cytolytique aigu), rénales et urinaires (lithiase rénale oxalocalcique) |
| **Bosentan** | Céphalées, œdèmes, dysfonctionnements hépatiques et anémie |
| **Inhibiteurs calciques** | Céphalées et vertiges, œdèmes des membres inférieurs |

**Surveillance et conseils pratiques**

Surveillance de l'efficacité du traitement (diminution de la symptomatologie) et mesure de la pression artérielle et de la fréquence cardiaque (prévenir les effets indésirables)

Mise en garde contre une hypotension orthostatique dans les 1ers jours de traitement (alphabloquants)

Attention particulière aux signes hémorragiques en cas de traitement anticoagulant associé

**Contre-indications et interactions médicamenteuses**

Augmentation du risque hémorragique des anticoagulants

Bosentan : inducteur des isoenzymes CYP2C9 et CYP3A4

Inhibiteurs calciques : contre-indiqués en cas de **troubles de la conduction ou d'insuffisance cardiaque et d'hypotension artérielle**
→ À ne pas associer aux antiarythmiques

Alphabloquants : contre-indiqués en cas d'**œdème pulmonaire et d'insuffisance cardiaque droite**
→ Leur association aux inhibiteurs calciques et au baclofène majore l'effet hypotenseur

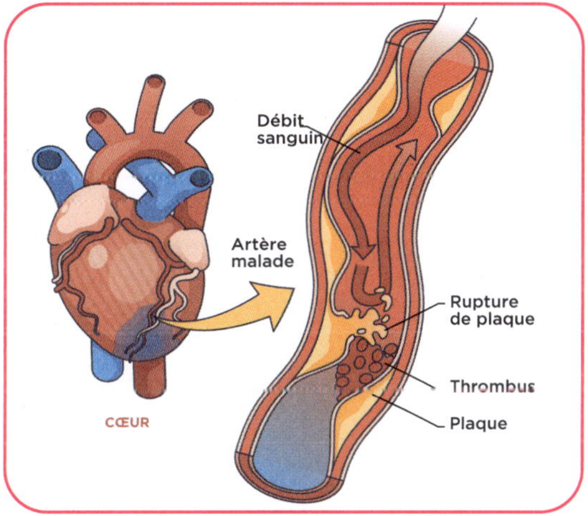


Ischémie

# 6.7 Antivitamines K (AVK)

## Données physiologiques

Médicaments antagonistes de la vitamine K inhibant l'époxyde réductase, enzyme impliquée dans la régénération de la vitamine K sous forme réduite, indispensable à l'activation de certains facteurs plasmatiques de la coagulation

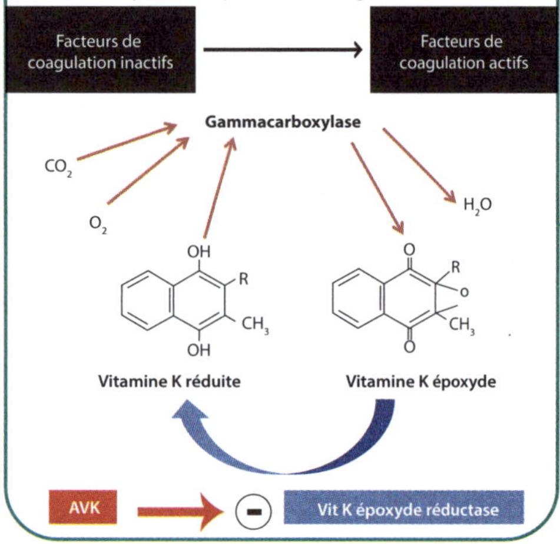


## ANTIVITAMINES K (AVK)

*= Antithrombotiques intervenant sur la coagulation au niveau des facteurs protéiques et nécessitant la vitamine K pour leur activation*

## Indications

Indiqués dans la prévention des complications thrombotiques de l'athérosclérose

- **Prévention de la formation ou de l'extension d'une thrombose ou d'une embolie**
- **Prévention de thromboses sur cathéter**

## Surveillance et conseils pratiques

Prise du traitement sans oubli, tous les jours à la même heure

Posologie à adapter et à contrôler régulièrement en fonction des tests biologiques de coagulation (dépend de la molécule d'AVK, de la sensibilité du patient et de son âge)

Surveillance clinique : dépistage des effets indésirables sur la coagulation, notamment les hémorragies

Surveillance biologique : efficacité contrôlée par la mesure du taux de prothrombine (TP) = temps de Quick (TQ), et de l'évaluation de l'INR *(International Normalized Ratio)*

Mise en garde sur l'alimentation :
- **Irrégularité des apports alimentaires en vitamine K** = cause d'instabilité de l'INR (aliments riches en vitamine K : chou, brocoli, épinard, laitue) ;
- **Pamplemousse et compléments alimentaires à base d'acide oméga-3** issus d'huile de poisson ou de glucosamine, exposent à des surdoses d'antivitamine K et aux hémorragies

Phytothérapie à base de millepertuis : à éviter en raison de la réduction de l'effet des antivitamines K et l'augmentation du risque de thrombose

## Effets indésirables

- Éruptions cutanées
- Alopécie
- Nécroses cutanées
- Agranulocytose
- Troubles gastro-intestinaux
- Risque hémorragique (surveillance de l'INR)

## Contre-indications et interactions médicamenteuses

- Grossesse
- Insuffisance hépatique ou rénale grave
- Existence d'un ulcère gastroduodénal
- Lésions susceptibles de saigner
- Allergie au médicament
- Interactions :
  - Association avec **acide acétylsalicylique** à éviter
  - **Carbamazépine et millepertuis** (modification du métabolisme par CYP450)

# 7

# Médicaments de la lutte anti-infectieuse

MÉDICAMENTS DE LA LUTTE ANTI-INFECTIEUSE - SOMMAIRE

# 7.1 Pénicillines

## PÉNICILLINES

*= Antibiotiques appartenant aux bêtalactamines*

### Indications

- Infections ORL
- Infections urinaires
- Méningites et endocardites

### Données pharmacologiques

Effet bactéricide par effet inhibiteur sur la synthèse du peptidoglycane de la paroi bactérienne

Pénicillines naturelles (pénicillines G et V) : spectre d'action limité aux bactéries Gram +, sensibles aux pénicillinases (présentes chez les Gram – et *S. aureus*)

Pénicillines d'hémisynthèse : résistance aux pénicillinases (pénicillines M), spectre étroit non élargi aux Gram –

Carboxypénicillines (ticarcilline) et uréidopénicillines (pipéracilline) : spectre d'action plus étendu, notamment à *P. aeruginosa*

### Contre-indications et interactions médicamenteuses

Tous : allergie

Interactions :
- L'allopurinol augmente le risque de réactions cutanées observées avec les pénicillines
- L'effet des anticoagulants oraux peut varier (surveiller l'INR)
- La sécrétion rénale du méthotrexate est bloquée par lespénicillines : risque d'augmentation des effets hématologiques du médicament cytotoxique

### Effets indésirables

| | |
|---|---|
| **Manifestations allergiques** | Urticaire, réactions anaphylactiques |
| **Manifestations gastro-intestinales** | Diarrhées, nausées et vomissements, colite pseudomembraneuse |
| **Manifestations cutanées** | Éruptions |
| **Manifestations neurologiques** | Convulsions |
| **Manifestations hépatiques** | Élévations des transaminases, hépatites ictériques |
| **Manifestations hématologiques réversibles** | Anémie hémolytique |

### Surveillance et conseils pratiques

Manifestations allergiques (urticaire, rhinite, asthme...)

Risque de déséquilibre de flore intestinale avec diarrhée (possibilité d'associer une préparation à base de levure)

Prendre le traitement pendant toute la durée prescrite sans interruption à l'initiative du patient

# Céphalosporines

## CÉPHALOSPORINES

*= Antibiotiques appartenant aux bêtalactamines*

### Indications

**1e génération** : infections des voies respiratoires, infections urinaires et péritonéales (association avec les aminosides)

**2e génération** : infections ORL, urinaires et ostéoarticulaires

**3e et 4e générations** : infections méningées et infections à germes résistants aux β-lactamines ou multirésistants (infections nosocomiales en particulier)

### Contre-indications et interactions médicamenteuses

Tous : allergie

Interactions :
- L'effet des **anticoagulants oraux** peut être augmenté
- Les antiacides diminuent la **biodisponibilité orale** des céphalosporines

Insuffisance rénale sévère

### Données pharmacologiques

= Effet bactéricide par effet inhibiteur sur la synthèse du peptidoglycane de la paroi bactérienne

**1e génération** : activité sur les bactéries **Gram + sensibles**, sauf *S. aureus* type SARM

**2e génération** : spectre élargi contre certains **Gram –** et **anaérobies**

**3e et 4e générations** : spectre élargi aux Gram – (élargi à *P. aeruginosa*), activité contre les **Gram +** diminuée (sauf 4e génération)

### Surveillance et conseils pratiques

Manifestations allergiques à rapporter à son médecin (urticaire, rhinite, asthme...)

Risque de déséquilibre de flore intestinale avec diarrhée (possibilité d'associer une préparation à base de levure)

Prendre le traitement pendant toute la durée prescrite sans interruption à l'initiative du patient

Ne pas associer les céphalosporines orales avec des médicaments antiacides

### Effets indésirables

| | |
|---|---|
| **Manifestations allergiques** | Urticaire |
| **Manifestations systémiques (rares)** | Diarrhées, nausées et vomissements, colite pseudo-membraneuse, thrombocytopénies, anémie hémolytique, crises convulsives, néphrotoxicité |

# 7.3 Carbapénèmes et monobactams

**CARBAPÉNÈMES ET MONOBACTAMS**

*= Antibiotiques appartenant aux bêtalactamines*

## Indications

- **Infections graves** (choc septique et sepsis sévère)
- **Infections nosocomiales** à germes multirésistants
- Utilisation réservée à l'**usage hospitalier**

## Contre-indications et interactions médicamenteuses

Tous : allergie

Interactions :

- Les carbapénèmes augmentent l'activité des **médicaments antivitamines K** (anticoagulants) et diminuent les tauxsériques de valproate
- L'imipénème en association avec le ganciclovir (ouvalganciclovir) augmente le risque d'**épilepsie**

## Données pharmacologiques

Exercent un effet bactéricide par effet inhibiteur sur la synthèse du peptidoglycane de la paroi bactérienne

**Carbapénèmes** : spectre d'activité très large (sauf l'ertapénemlimité aux entérobactéries)
➜ Actifs contre les **bacilles Gram –** (*Pseudomonas aeruginosa* et *Acinetobacter baumannii)*
➜ Très stables vis-à-vis des **BLSE** (β-lactamases à spectre étendu)

**Aztréonam** : spectre limité aux bactéries **Gram – non anaérobies**

## Surveillance et conseils pratiques

Apparition de manifestations allergiques

Risque de crises convulsives avec l'imipénem à doses élevées

## Effets indésirables

| | |
|---|---|
| **Manifestations allergiques** | Réactions cutanées : rash, prurit, purpura |
| **Manifestations digestives** | Nausées, vomissements, diarrhées |
| **Manifestations neurologiques** | Céphalées, crises convulsives (avec l'imipenème) |
| **Autres manifestations systémiques** | Thrombocytose, cytolyse hépatique avec augmentation des transaminases et bilirubinémie |

# Macrolides et apparentés

## MACROLIDES ET APPARENTÉS

*= Famille d'antibiotiques « MLS » constituée de substances de structure différente : macrolides, lincosamides, synergistines*

## Indications

Macrolides : médicaments de choix dans les **infections à pneumocoques** et à **streptocoques** du groupe A lorsque la pénicilline ne peut pas être utilisée
➜ **Infections génitales** à *C. trachomatis*, **infections ORL,** infections **opportunistes, infections au niveau du tube digestif** à *H. pylori*, **toxoplasmose** chez la femme enceinte, **infections cutanées, dermatologiques et dentaires**

Synergistines : **infections cutanées, bronchites chroniques surinfectées, pneumopathies aiguës et sinusites**

Lincosamides :
- **Par voie systémique** : endocardites, infections de la peau et des tissus mous, infections ostéoarticulaires, infections ORL et respiratoires, infections stomatologiques et infections urogénitales
- **Par voie cutanée** : traitement de l'acné (clindamycine)

## Données pharmacologiques

Antibiotiques bactériostatiques qui, en se fixant sur la sous-unité 50S du ribosome, **inhibent la synthèse des protéines bactériennes**

Macrolides : **spectre d'action étroit** (actifs sur les coques Gram + sensibles, à l'exception des SARM, de la plupart des entérocoques, et de très nombreux pneumocoques)
➜ **Effet post-antibiotique**
➜ Excellente **diffusion tissulaire** et bonne pénétration osseuse, prostatique et séreuse

Synergistines : actives sur de nombreux **Gram + et Gram –** *(H. influenzae, N. gonorrhoeae et N. meningitidis)*

Lincosamides : efficaces contre les bactéries **Gram +** et de nombreuses bactéries **anaérobies**

## Contre-indications et interactions médicamenteuses

Tous : allergie

Interactions :
- **Macrolides** : inhibiteurs enzymatiques par interaction au niveau du CYP3A4, donc risque de potentialisation des effets des substances médicamenteuses métabolisées par le CYP3A4
- Associations **érythromycine** ou **clarithromycine** avec le **cisapride** ou les **antiaryhmiques** (disopyramide, quinidine) contre-indiquées
- Association avec les **dérivés de l'ergot de seigle** contre-indiquée (sauf spiramycine)
- Interactions possibles avec théophylline, statines, **carbamazépine, ciclosporine, antivitamines K** (par modification de la liaison protéique) et certains **antirétroviraux**

## Surveillance et conseils pratiques

Manifestations allergiques

Risque de troubles digestifs

Traitement pendant toute la durée prescrite, sans interruption à l'initiative du patient

Interactions médicamenteuses

## Effets indésirables

| | |
|---|---|
| **MACROLIDES** | |
| **Manifestations digestives** | Nausées, diarrhées, vomissements, gastralgies |
| **Manifestations allergiques** | Réactions cutanées |
| **Manifestations auditives** | Troubles transitoires de l'audition |
| **Troubles hépatiques** | Hépatite réversible (grave avec la télithromycine) |
| **LINCOSAMIDES** | |
| **Manifestations digestives** | Diarrhées |
| **Manifestations systémiques** | Effets hématologiques, effets hépatiques, colite pseudomembraneuse (rare) |

## 7.5 Aminoglycosides ou aminosides

**AMINOGLYCOSIDES OU AMINOSIDES**

*= Antibiotiques à index thérapeutique étroit*

### Indications

**Infections sévères à bactéries sensibles Gram –** (*Pseudomonas aeruginosa*)

**En milieu extrahospitalier** : indiqués dans le traitement des infections urinaires hautes, compliquées ou non, surtout en cas de contre-indication à l'utilisation d'une β-lactamine ou d'une fluoroquinolone

**En milieu hospitalier** : presque toujours utilisés en association, en particulier avec une β-lactamine
→ Indiqués notamment dans le traitement des infections urinaires et rénales, des septicémies, des **infections pulmonaires, articulaires ou génitales, des endocardites et des infections cutanées à staphylocoques**

Traitement de la tuberculose en association avec d'**autres antituberculeux**

### Contre-indications et interactions médicamenteuses

Tous : allergie

Myasthénie

Femmes enceintes

Interactions :
- Les diurétiques de l'anse, la ciclosporine, la tacrolimus, les sels de platine, l'amphotéricine B ont un **effet additif** voire **synergique** sur la néphrotoxicité
- Les aminosides augmentent l'activité des **anticoagulants oraux**
- L'association d'aminosides entraîne une fréquence accrue de néphrotoxicité

### Données pharmacologiques

Antibiotiques bactéricides dose-dépendants, bactériostatiques à doses faibles et bactéricides à doses plus élevées
→ **Action dépendante de leur concentration**
→ Exercent un **effet post-antibiotique prolongé**

Spectre d'action très large : bactéries sensibles de type bacilles **Gram – aérobies** (entérobactéries, Pseudomonas), bactéries G + *(S. aureus méti S)*

Souvent utilisés en association pour développer une synergie, notamment avec les β-lactamines, les macrolides et la colistine

### Surveillance et conseils pratiques

Signaler les manifestations allergiques, les modifications auditives à son médecin

Informer des risques chez les patients traités par diurétiques de l'anse

Informer sur la nécessité d'un dosage des aminosides durant le traitement (index thérapeutique étroit)

### Effets indésirables

| | |
|---|---|
| **Manifestations cutanées** | Réactions allergiques |
| **Manifestations auditives** | Ototoxicité irréversible (bourdonnements d'oreille, vertiges, hypoacousie évoluant vers la perte totale de l'audition) |
| **Troubles rénaux** | Néphrotoxicité : vasoconstriction et diminution du taux de filtration glomérulaire (aggravée par vancomycine, diurétiques, cyclosporine et cisplatine) |
| **Troubles musculaires** | Blocage musculaire mortel (rare) |

# FLUOROQUINOLONES

## Indications

**2e génération** : traitement d'infections génitales, urinaires et prostatiques (prostatites), gastro-intestinales et ostéo-articulaires

**3e et 4e générations** : traitement des infections ORL et respiratoires (pneumopathies à pneumocoque ou à *H.influenzae*)

## Contre-indications et interactions médicamenteuses

Tous : allergie

Exposition aux rayons UV et au soleil (interdiction étendue aux 3 jours suivant l'arrêt du traitement)

Femmes enceintes et période d'allaitement

Adolescent de moins de 15 ans en raison des risques articulaires possibles, sauf en cas d'absolue nécessité

Insuffisants rénaux ou hépatiques, patients présentant une insuffisance en G6PD

Interactions :
- Ne pas associer la moxifloxacine aux médicaments induisant un **allongement de l'espace QT**
- Éviter une association des fluoroquinolones aux :
  - molécules ayant un **effet photosensibilisant** (psoralènes, cyclines, amiodarone, phénothiazines, méthotrexate) ;
  - **anticoagulants** oraux (risque de saignement accru) ;
  - aux **antiacides** ou aux sels **Fe, Zn, Ca** (diminution de la résorption digestive)

## Données pharmacologiques

En raison de leur mécanisme d'action sur les acides nucléiques (inhibition des ADN gyrases et topoisomérases), antibiotiques doués d'une activité bactéricide

2e génération : actives sur les **staphylocoques méti S**, sur *P. aeruginosa*, les **coques Gram –** (Neisseria)

3e et 4e générations : spectre d'action élargi aux bactéries **Gram +** incluant *S. pneumoniae* (pneumocoque), *S. pyogenes*,et aux bactéries atypiques comme *Legionella, Chlamydia et Mycoplasma*

## Surveillance et conseils pratiques

Informer sur le risque de troubles digestifs

Signaler les manifestations allergiques et les douleurs articulaires à son médecin

Mettre en garde les patients sur les risques liés à l'exposition aux UV et au soleil, même après arrêt du traitement

Insister sur la nécessité de prendre le traitement pendant toute la durée prescrite, sans interruption à l'initiative dupatient

Ne pas associer les fluoroquinolones orales avec des médicaments antiacides

## Effets indésirables

| | |
|---|---|
| **Manifestations digestives** | Diarrhées, nausées, vomissements et douleurs abdominales |
| **Troubles du SNC** | Céphalées, étourdissements, somnolence (en particulier lors de l'association à certains anti-inflammatoires non stéroïdiens) |
| **Troubles cutanés** | Prurit, photosensibilisation |
| **Troubles ostéo-articulaires et tendineux** | Risque de rupture du tendon d'Achille (impose l'arrêt du traitement, en particulier chez les patients traités à base de glucocorticoïdes) |
| **Atteintes cardiaques** | Graves (avec la moxifloxacine), possibles chez des patients présentant des troubles du rythme cardiaque |

## 7.7 Cyclines ou tétracyclines

**CYCLINES OU TÉTRACYCLINES**

### Indications

- **Infections génito-urinaires** à germes sensibles
- Traitement de la **brucellose**, la **maladie de Lyme** (*B. burgdorferi*) et de l'acné (*C. acnes*)
- **Tigécycline** (en l'absence d'alternatives thérapeutiques propres appropriées) : **infections compliquées de la peau**, des tissus mous (à l'exclusion des infections cutanées du pied chez les patients diabétiques) et **intra-abdominales** compliquées

### Contre-indications et interactions médicamenteuses

- Tous : **allergie**
- Personnes montrant une réaction de **photosensibilisation** aux cyclines
- **Femmes enceintes et période d'allaitement**
- **Enfants de moins de 8 ans**
- **Interactions** :
  - Pas d'association aux **rétinoïdes** (risque accru d'hypertension intracrânienne), ni avec des **antiacides** ou des **sels Fe, Zn, Ca** (diminution de la résorption digestive)
  - Effet des **anticoagulants** oraux peut varier
  - Inducteurs enzymatiques (en particulier les antiépileptiques inducteurs) augmentent le **métabolisme de la doxycycline** (nécessité d'adapter la posologie)

### Données pharmacologiques

**Antibiotiques bactériostatiques** en raison d'un mécanisme d'action réversible

- Spectre d'action antibactérien large
- Capables de pénétrer les cellules eucaryotes → ont pour cible des **bactéries intra-cellulaires** (ex. : *Chlamydia pneumoniae*)

### Effets indésirables

| | |
|---|---|
| **Troubles digestifs** | Nausées et vomissements, diarrhées et brûlures gastriques, candidose (langue noire par exemple) par surinfection avec *Candida albicans* provoquant une entérocolite à staphylocoques (rare) chez l'enfant ou les patients âgés associée à une déshydratation importante très grave |
| **Photosensibilisation** | Liée à l'exposition aux rayons UV, le traitement doit être arrêté en cas d'érythèmes |
| **Réaction de dyschromie dentaire** | Modification de couleur de la dent : chez les enfants âgés de moins de huit ans et chez les fœtus (germes des dents colorés) |
| **Troubles hématologiques** | Troubles réversibles et sans gravité : neutropénie, éosinophilie, anémie hémolytique |
| **Manifestations allergiques** | Assez rares : éruptions cutanées, urticaire |
| **Autres effets** | Hypertension intracrânienne chez les nourrissons, sous traitement prolongé ou à doses élevées, réversible à l'arrêt du traitement |

### Surveillance et conseils pratiques

- En présence d'aliments à base de **laitages**, absorption des cyclines diminuée
- **Manifestations allergiques** à mentionner à son médecin
- **Apparition de diarrhées** importantes, voire graves
- **Pas d'exposition aux UV** ou **au soleil** durant le traitement
- Traitement **pendant toute la durée prescrite**, sans interruption à l'initiative du patient

# Autres antibiotiques

## AUTRES ANTIBIOTIQUES

### Glycopeptides

Bloquent les 2 étapes de la synthèse de la paroi bactérienne (transglycosylation et transpeptidation)
→ Antibiotiques à **activité bactéricide lente**
→ **Spectre d'action** limité aux bactéries Gram + (staphylocoques, y compris les souches résistantes de type SARM, entérocoques et streptocoques en particulier)

Indications : **infections graves**, pour lesquelles il n'existe pas d'autre antibiotique efficace : infections à *S. aureus* méticilline résistants (SARM) et à entérocoques sensibles

Contre-indications: vancomycine par voie IM (douleurs, nécrose), allergies aux glycopeptides

### Oxazolidines

**Bloquent l'étape d'initiation de la synthèse des protéines** : bactériostatiques, actives contre les germes Gram + résistants à la plupart des antibiotiques actuels : *S. pneumoniae* , SARM et staphylocoques intermédiaires (GISA) ou résistants aux glycopeptides, entérocoques résistants à la plupart des antibiotiques actuels
→ Activité contre certains bacilles anaérobies Gram + (*Clostridium perfringens*)

Indications : **pneumonies nosocomiales et communautaires documentées ou suspectées à bactéries à Gram + sensibles, infections compliquées de la peau et des tissus mous documentées à bactérie Gram + sensible**

**Linézolide** : faible effet inhibiteur de la monoamine oxydase : ne pas l'associer aux sympathomimétiques
→ Surveillance de la **pression artérielle** préconisée et de celle de **l'hémogramme**

**Tédizolide** : administré avec prudence chez les patients présentant une hypersensibilité connue aux **oxazolidinones**

### Fidaxomicine

Bactéricide par inhibition de la synthèse bactérienne de l'ARN
→ **Spectre d'action étroit** avec activité bactéricide sur ***Clostridium difficile***

Indication : chez l'adulte, **infections** à ***Clostridium difficile*** (ICD), appelées également Diarrhée associée à *C. difficile* (DACD)

Contre-indication : **hypersensibilité** au médicament

### Sulfamides antibactériens

Entravent la fixation de l'acide para-aminobenzoïque (PABA) avec la dihydroptérine et bloquent l'action de l'enzyme synthétase : **agents bactériostatiques**
→ **Large spectre d'action** : coques Gram + (staphylocoques et streptocoques), coques Gram – (*N.gonorrhoeae* ou *N.meningitidis*), bacilles Gram – (entérobactéries), Chlamydia

Indications : **infections urinaires et prostatiques, pneumopathies à pneumocoques, infections systémiques à bactéries Gram – sensibles , infections à Nocardia , pneumonies à *Pneumocystis carinii*, infections à *C. trachomatis*** et à ***T. gondii***

Contre-indications : **insuffisances hépatiques et rénales, antécédents allergiques aux sulfamides**
(forme topique interdite)

### Effets indésirables

| | |
|---|---|
| **Glycopeptides** | Ototoxicité et néphrotoxicité lorsque les glycopeptides sont utilisés seuls (fréquence peu élevée), ou s'ils sont associés avec les aminosides (fréquence augmentée), réactions d'hypersensibilité (érythèmes, prurit, accès fébrile et choc anaphylactique) |
| **Sulfamides antibactériens** | Réactions digestives (nausées) ou neurologiques (céphalées), réactions allergiques, graves parfois (érythème, syndrome de Stevens-Johnson ou syndrome de Lyell), troubles hématologiques (anémies hémolytique ou mégaloblastique, neutropénie et thrombocytopénie) |
| **Macrocycliques** | Vomissements, nausées et constipation |
| **Oxazolidinones** | Linézolide : réactions digestives (diarrhées), troubles du SNC (céphalées), accidents hématologiques (thrombopénies), goût métallique (par VO) |

# 7.9 Antituberculeux

## ANTITUBERCULEUX

### Approche thérapeutique

Tuberculose = pathologie infectieuse et contagieuse provoquée chez l'humain par une **mycobactérie**, *Mycobacterium tuberculosis* ou Bacille de Koch (BK)
→ **Traitement antibiotique de 6 mois** pour une tuberculose pulmonaire chez un patient immunocompétent

- **Phase initiale (2 mois)** : 3 ou 4 antituberculeux majeurs (izoniazide et rifampicine + éthambutol, pyrazinamide)
- **Seconde phase (4 mois)** : en général deux antituberculeux (izoniazide et rifampicine le plus souvent)
  → Pourront être adjoints d'autres antibiotiques tels lesquinolones
- **Associations d'antituberculeux** simplifient l'administration du traitement et améliorent le suivi du traitement
  → Existent sous la forme de double (isoniazide + rifampicine) ou de triple association (isoniazide + rifampicine + pyrazinamide)

### Mécanismes et spectres d'action

#### Antituberculeux majeurs

- **Éthambutol** : tuberculostatique par action sur la paroi qui inhibe l'incorporation de l'acide mycolique ou de l'arabinose dans la paroi bactérienne
- **Pyrazinamide** : Action bactéricide sur les bactéries intracellulaires par inhibition de la synthèse de la paroi
- **Isoniazide** : bactériostatique (bacilles intracellulaires) et bactéricide (bacilles extracellulaires) par inhibition de la synthèse des acides mycoliques de la paroi
- **Rifampicine** : possède une activité bactéricide sur les bacilles tuberculeux intracellulaires et extracellulaires par formation d'un complexe stable avec l'ARN polymérase bactérienne

### Surveillance et conseils pratiques

- **Champ visuel** (éthambutol), **crises de goutte** (pyrazinamide)
- **Fonction hépatique** (dosage des transaminases)
- En cas de non-respect **des durées et de l'observance des prescriptions**, résistance aux antibiotiques possible du bacille tuberculeux

**Autres antituberculeux**

**Bédaquiline** : action bactéricide par inhibition de l'ATP synthase
→ Indiquée sur 24 semaines dans le traitement de la **tuberculose pulmonaire multirésistante (MDR-TB)** chez les patients adultes

**Délamanide** : inhibe la synthèse des acides mycoliques de la paroi cellulaire des mycobactéries
→ Indiqué sur 24 semaines dans le traitement de la **tuberculose pulmonaire multirésistante (MDR-TB)** chez les patients adultes

**Acide para-aminosalicylique** : action bactériostatique par inhibition de la synthèse d'acide folique et/ou par inhibition de la synthèse de l'un des composants de la paroi bactérienne (mycobactine)
→ Inhibe la résistance induite par la streptomycine et l'isoniazide : prescrit en association, chez l'adulte, dans le traitement de la **tuberculose multi-résistante (MDR-TB ou XDR-TB)**

**Effets indésirables**

| | |
|---|---|
| **Rifampicine** | Effets hépatiques, coloration rouge des sécrétions |
| **Isoniazide** | Digestifs (nausées, vomissements), hépatiques (dosage des transaminases avant et après traitement nécessaire) et neurologiques (carence en vitamine B6) |
| **Pyrazinamide** | Effets hépatiques (dosage des transaminases avant et après traitement nécessaire), crises de goutte possibles |
| **Acide para-aminosalicylique** | Nausées, vomissements et douleurs abdominales |
| **Bédaquiline** | Maux de tête, nausées et vomissements, effets hépatiques (dosage des transaminases réalisé avant et après traitement) et cardiaques (électrocardiogramme réalisé avant et au cours du traitement) |
| **Délamanide** | Hypokaliémie, insomnies, asthénie, maux de tête, nausées et vomissements, allongement de l'intervalle QT à l'ECG |

# 7.10 Antiparasitaires systémiques

**ANTIPARASITAIRES SYSTÉMIQUES**

*= Médicaments, d'origine naturelle ou de synthèse, capables de détruire différents organismes ayant un développement parasite : helminthes, amibes et protozoaires*

## Antipaludiques

**Schizonticides électifs** : dérivés quinoléiques et dérivés de l'artémisinine

**Inhibiteurs des acides nucléiques** : antimétabolites, bloquant la division du noyau de l'hématozoaire : antifolates (antifoliques : sulfamides, antifoliniques : proguanil et pyriméthamine), naphtoquinones (atovaquone)

**Antibiotiques** (cyclines et macrolides

## Antihelminthiques

Médicaments antiparasitaires utilisés pour le traitement des **helminthes** :
- **Plats** : cestodes (tænias), trématodes (schistosomes oubilharzies)
- **Ronds** (ascaris, oxyures, ankylostomes, anguillules)

## Anti-leishmanioses, anti-pneumocystoses et anti-trypanosomoses

Pentamidine, cotrimoxazole (triméthoprime/sulfaméthoxazole) utilisés en prophylaxie et en 1re ligne dans le traitement de la pneumocystose

## Surveillance et conseils pratiques

Ongles courts

**Bonne hygiène** : lavage des mains fréquent, changement de literie, nettoyage des sols

## Antiamibiens

Médicaments **amoebicides** diffusibles, actifs sur les parasites à localisation tissulaire

Médicaments atteignant les **amibes** (*Entamoeba histolytica*) quelle que soit leur localisation

# ANTIFONGIQUES

*= Médicaments capables de traiter les mycoses ou infections provoquées par des champignons microscopiques*

## Indications

**Antifongiques locaux (ou à usage topique)** :
adaptés au traitement des **mycoses superficielles** localisées au niveau de la peau, des cheveux, des poils, des ongles ou d'une muqueuse (bouche et organes génitaux) :
- azolés (bifonazole, clotrimazole, kétoconazole, fenticonazole, miconazole, econazole, omoconazole, oxiconazole, sertaconazole, tioconazole) ;
- allyamines

**Antifongiques systémiques** :
- Traitement des **mycoses profondes ou septicémiques** en particulier chez des patients immunodéprimés, ou des **mycoses locales**, mais moins accessibles (ex. : sous les ongles)
- Antibiotiques, polyènes, azolés et inhibiteurs de synthèse des acides nucléiques et des échinocandines

**Contre-indications** :
**Insuffisances hépatiques et rénales, antécédents allergiques aux sulfamides** (forme topique interdite)

## Cibles des antifongiques

**Paroi de la cellule fongique** : échinocandines (anidulafungine, micafungine)

**Membrane plasmique de la cellule fongique** : azolés (bifonazole, clotrimazole…), allyamines (terbinafine), polyènes (amphotéricine B)

**Noyau de la cellule fongique** : flucytosine, griséofulvine

## Résistance aux antifongiques

*Résistances naturelles ou acquises*

Mécanismes fondés :
- sur des **mutations** (modification ou blocage d'accès à la cible)
- sur la **surexpression de gènes** (codant pour la cible ou pour des transporteurs membranaires permettant le rejet actif de l'antifongique)

## Conseils pratiques

Observance stricte du traitement

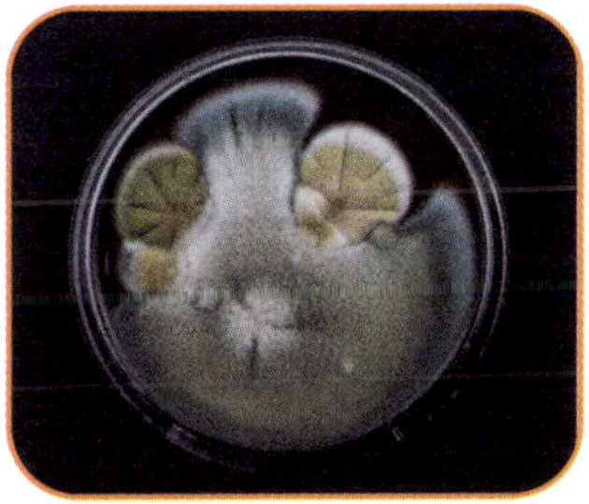

Culture de champignons

# 7.12 Vaccins et immunothérapie anti-infectieuse

## VACCINS ET IMMUNOTHÉRAPIE ANTI-INFECTIEUSE

### Définitions

**Vaccin**
= médicament constitué d'un dérivé non pathogène, appelé antigène, et d'un agent bactérien ou viral

**Immunothérapie** = méthode thérapeutique fondée sur l'administration de médicaments stimulant les **défenses immunitaires** de l'organisme et permettant de lutter contre des infections ou des processus cancéreux

### Modes de fabrication des vaccins

Certains vaccins (vaccins adsorbés) présentent dans leur formulation des adjuvants permettant une résorption plus lente et plus prolongée de l'antigène (= + forte production d'anticorps)

- **Isoler un mutant** ou fabriquer, par passage en culture ou par mutagénèse dirigée, un micro-organisme atténué pour en faire un vaccin « vivant » (BCG), un virus vivant modifié de la vaccine Ankara (vaccin contre la variole du singe)
- **Inactiver un agent infectieux** par la chaleur ou par un procédé chimique
- **Extraire et purifier des structures antigéniques** de l'agent infectieux
- **Utiliser une toxine** d'un surnageant de culture, purifiée et rendue non toxique (anatoxines diphtérique et tétanique)
- **Isoler le(s) gène(s)** responsable(s) de la synthèse de l'antigène vaccinant pour les cloner, soit dans un vecteur vivant, soit dans les cellules du vacciné, soit dans un organisme (uni ou pluricellulaire) producteur de la structure antigénique (vaccins à ADN et vaccins à ARNm)

### Type de vaccins

**Vaccins vivants atténués**
- **Avantages :**
  - Bonne capacité de diffusion
  - Très bons immunogènes
  - Une seule injection nécessaire (pour la plupart)
- **Inconvénients** :
  - Risque de récupération de la virulence
  - Contre-indiqués chez les femmes enceintes et les personnes immunodéprimées

**Autres vaccins**
- Vaccin inactivés
- Vaccins recombinants
- Vaccins à ADN et à ARNm
- Anatoxines

### Voies d'administration des vaccins

Quasi-totalité des vaccins actuellement administrés par **voie parentérale** (intramusculaire ou sous-cutanée)
➜ La voie orale pourrait prendre une place croissante

- **Vaccins vivants atténués** : voie d'administration ne semble jouer aucun rôle
  ➜ À l'exception du BCG (ID), tous les vaccins peuvent être injectés par **voie IM**
- **Autres vaccins** : meilleure voie pour la réponse vaccinale = **voie intramusculaire** (peuvent aussi être administrés par voie sous-cutanée)

# Vaccins et immunothérapie anti-infectieuse 7.12

**Conseils pratiques pour les vaccins**

- Conservation des vaccins au réfrigérateur
- Pas de vaccination en cas de syndrome infectieux (fièvre en particulier)
- Attention chez la femme enceinte (éviter les vaccins contre la diphtérie, rage, hépatite A, coqueluche, rubéole, rougeole)
- Informer sur les effets habituels liés à la vaccination : faible fièvre, douleur au site d'injection, céphalées, réactions allergiques (urticaire, difficultés respiratoires...)
- Surveiller les réactions plus graves

**Interférons**

- Interféron gamma-1b : produit par recombinaison génétique chez *E. coli*
- Peginterféron alfa-2a : conjugué covalent de la protéine interféron alfa-2a produite chez *E. coli*, avec un polyéthylèneglycol (PEG)

**Sérothérapie**

- Immunoglobulines hétérologues : acquises grâce à l'immunisation d'animaux obtenue par inoculation de doses de plus en plus actives d'antigènes contenus dans une culture de bactérie ou de virus, ou bien de type toxine
- Immunoglobulines d'origine humaines :
  - **Immunoglobulines humaines polyvalentes** : préparées à partir de pools de plasmas humains provenant de donneurs
  - **Immunoglobulines humaines spécifiques** provenant de plasmas humains

Tableau des vaccinations chez les enfants et adolescents au 1er janvier 2025

- **Avantages** :
  - Vaccins inertes donc dépourvus de tout pouvoir infectieux
- **Inconvénients** :
  - Nécessité de répéter les injections
  - Présence possible d'adjuvants avec risques d'effets indésirables

# 7.13 Antiviraux

## ANTIVIRAUX

### Phases virales cibles

Virus = parasites intracellulaires obligatoires ne se répliquant que dans la cellule-hôte en utilisant la machinerie cellulaire
➜ Antiviraux doivent bloquer la réplication du virus sans toucher au métabolisme de la cellule
➜ N'agissent que sur des virus en cours de réplication

- Entrée dans la cellule
- Réplication du génome viral
- Assemblage de nouveaux virions
- Sortie de la cellule

### Autres pathologies virales

**Grippe** : antiviraux = inhibiteurs de la réplication virale (**amantadine**) ou inhibiteurs de la neuraminidase, enzyme permettant la libération des particules virales nouvellement formées à partir de cellules infectées (**oseltamivir et zanamivir**).

**Hépatite B chronique** : analogues nucléotidiques/nucléosidiques inhibiteurs des polymérases virales (adéfovir dipivoxil, entécavir, lamivudine, ténofovir disoproxil)

**Hépatite C chronique** :
- **Inhibiteurs d'ARN polymérase ARN dépendante NS5B** (sofosbuvir)
- **Inhibiteurs de protéases NS3/4A du virus** (glécaprévir) + **inhibiteur du complexe** NS5A (pibrentasvir)
- **Inhibiteurs du complexe NS5A et inhibiteurs de la polymérase NS5B du virus** (elbasvir + grazoprévir), (lédipasvir + sofosbuvir), (velpatasvir + sofosbuvir)
- **Inhibiteurs du complexe NS5B** (sofosbuvir) + **inhibiteurs NS5A** (velpatasvir) **+ inhibiteurs de la protéase NS34A du virus** (voxilaprévir)
- **Interférons recombinants de type alfa-2a conjugué avec le PEG**

**Virus respiratoire syncytial** :
- Palivizumab (anticorps monoclonal humanisé de type IgG1K, dirigé contre un épitope du site antigénique A de la protéine de fusion du virus respiratoire syncytia)
- Possède une activité neutralisante et d'inhibition de fusion vis-à-vis des variétés des sous-types des chaînes A et B du VRS

### Le SIDA

Virus VIH responsable du syndrome d'immunodéficience acquise ou SIDA
➜ VIH = rétrovirus (virus à ARN) doté d'une enzyme spécifique, la rétrotranscriptase

- **Antagonistes des récepteurs CCR5 :** Maraviroc
- **Inhibiteur d'attachement** : Fostemsavir
- **Inhibiteurs de la transcriptase inverse** = ces antiviraux empêchent la synthèse d'ADN proviral à partir de l'ARN viral
  - **Inhibiteurs non nucléosidiques de la reverse transcriptase (INNTI)** : efavirenz, etravirine, névirapine et rilpivirine
  - **Inhibiteurs nucléosidiques de la reverse transcriptase (INTI) :** abacavir, didanosine, emtricitabine, la mivudine, stavudine, ténofir disproxil, zidovudine
  - **Associations inhibiteurs nucléosidiques + autres anti-VIH :**
    - Emtricitabine + ténofovir + efavirenz (non nucléosidiques)
    - Emtricitabine + ténofovir + rilpivirine (non nucléosidiques)
    - Lamivudine + abacavir + dolutégravir (inhibiteur d'intégrase)
  - **Associations inhibiteurs nucléosidiques + inhibiteur d'intégrase** : emtricitabine + ténofovir + elvitegravir + cobicistat (« booster » pharmacocinétique)
- **Inhibiteurs de protéases** : Atazanavir, Darunavir, Fosamprénavir, Lopinavir + Ritonavir, Ritonavir, Tipranavir
- **Inhibiteurs d'intégrase** : Raltégravir
- **Inhibiteurs de fusion** : Enfuvirtide

# Antiseptiques locaux

ANTISEPTIQUES LOCAUX

## Définition et classes majeures

Préparations ayant la propriété d'éliminer ou de tuer les microorganismes ou d'inactiver les virus sur des tissus vivants (peau saine, muqueuses, plaies)
➜ Se distinguent des désinfectants utilisés pour les surfaces inertes et objets
➜ Ammoniums quaternaires = antiseptiques « intermédiaires »

- Produits halogénés (iodophores et produits chlorés)
- Alcools (alcool éthylique)
- Biguanides (chlorhexidine)

## Classification

**Biguanides** : action rémanente et cumulative. Efficacité diminuée en présence de matières organiques. Chef de file = **chlorhexidine** (digluconate ou d'acétate)

**Iodophores ou produits iodés** : polyvidone iodée (ou povidone iodée) = complexe formé d'iode et de molécule organique à 10 % environ d'iode disponible actif
➜ **Produits iodés** = antiseptiques bactéricides, virucides, fongicides et sporicides grâce à leur pouvoir oxydant de l'iode sur les protéines

**Dérivés chlorés** : spectre d'activité étendu = bactéries (formes végétatives et sporulées), champignons, virus, spores
➜ Activité antiseptique diminuée par les matières organiques

**Alcool éthylique à 70°** : possède une **activité antibactérienne** sur les formes végétatives bactériennes
➜ Dépourvu d'action sur les spores et actif sur *M. tuberculosis*
➜ Faiblement fongicide et virucide de façon variable
➜ Efficacité réduite en présence de matières organiques (protéines, sang, pus)
➜ Coagule les protéines

**Composés d'ammonium quaternaire** : bactéricides ou bactériostatiques (sur les Gram +) à spectre étroit selon les concentrations
➜ Faiblement fongistatiques, sans action sporicide, inactifs sur les mycobactéries et faiblement virucides

## Conseils pratiques

- Rappeler que l'eau oxygénée et l'éosine ne sont pas des antiseptiques
- Respecter le temps de contact indiqué sur la notice
- Rincer abondamment les savons antiseptiques (surtout chez les patients âgés)
- Sécher soigneusement, en particulier au niveau des plis
- Vérifier la date de péremption du produit et fermer le flacon après chaque manipulation
- Conserver à l'abri de la lumière et de la chaleur

## Contre-indications

- Ne pas avaler la povidone iodée (risque d'intoxication sévère)
- Chlorhexidine ne doit pas être utilisée par voie auriculaire
- Povidone iodée contre-indiquée en cas d'antécédent d'allergie à l'un des constituants (povidone iodée), chez le nouveau-né prématuré et chez le nourrisson de moins d'un mois, de façon prolongée pendant 2e et 3e trimestres de grossesse
- Association de la povidone iodée avec les antiseptiques mercuriels déconseillée (risque de formation de composés caustiques)
- Ne doit généralement pas être utilisée chez l'enfant de moins de 6 ans
- Chlorhexidine neutralisée par des savons et des détergents anioniques (association avec d'autres antiseptiques ou savons déconseillée)

## Effets indésirables

| | |
|---|---|
| **Chlorhexidine** | Peu toxique, sauf pour l'oreille moyenne, allergies chez les porteurs de lentilles, irritations des muqueuses et des yeux. |
| **Povidone iodée** | En utilisation prolongée : entraîne une surcharge en iode qui peut avoir un retentissement sur le fonctionnement de la glande thyroïde. Réactions cutanées sous forme de brûlures possibles. |

# 7.15 Immunosuppresseurs et immunostimulants

## IMMUNO-SUPPRESSEURS ET IMMUNO-STIMULANTS

*En administrant des médicaments à des doses faibles, possibilité de stimuler un système immunitaire déficient (immunostimulants) ou de limiter l'inflammation (immunosuppresseurs)*

### Indications

Immunostimulation :
- **États d'immunodéficience** (SIDA)
- **Traitement des infections chroniques** (hépatites virales)
- **Traitement de cancers** (leucémies)

Immunosuppression :
- **Prévention du rejet en transplantation d'organe ou de greffe de moelle osseuse**
- **Traitement de certaines maladies auto-immunes** (polyarthrite rhumatoïde)
- **Traitement de maladies inflammatoires chroniques** (maladie de Crohn, psoriasis)

### Contre-indications et interactions médicamenteuses

Immunosuppresseurs : contre-indiqués chez des personnes immunodéprimées, à cause de maladies génétiques ou de traitements comme les chimiothérapies

Immunostimulants : contre-indiqués en cas d'allergie à la molécule

Interactions
- **Inducteurs enzymatiques** (rifampicine, barbiturique, phénytoïne, millepertuis)
  → diminuent la concentration plasmatique des immuno-suppresseurs (ciclosporine)
- **Autres médicaments** (antagonistes calciques, macrolides) : augmentent cette concentration et donc risque de toxicité des immunosuppresseurs
- Médicaments à toxicité rénale (aminosides) renforcent la **toxicité de la ciclosporine**

### Données pharmacologiques

immunostimulants : facteurs de croissance leucocytaires, interférons, interleukines ou substances hétérogènes (ex. : BCG)

immunosuppresseurs : agissent surtout sur l'immunité cellulaire
- « Sélectifs » pour certains (ex. : anticorps anti-lymphocytaires)
- Dirigés contre certaines cytokines inflammatoires (anti-TNFa), contre certaines interleukines (IL-1, IL-2, IL-6), contre la calcineurine (intervention dans la synthèse d'IL-2)
- Antimétabolites (méthotrexate, azathioprine)
- Glucocorticoïdes à demi-vie courte (prednisone, prednisolone, méthylprednisolone)

### Effets indésirables

Immunostimulants : effets peu spécifiques
→ **Allergies, douleurs**
→ Autres indésirables variables selon les médicaments utilisés

Immunosuppresseurs : index thérapeutique étroit
→ Augmentent tous significativement le **risque infectieux et carcinogène**
→ **Néphrotoxicité** (ciclosporine, tacrolimus) et production de **diarrhées** (mycophénolate)

# 8

# Médicaments de la psychiatrie et de la neurologie

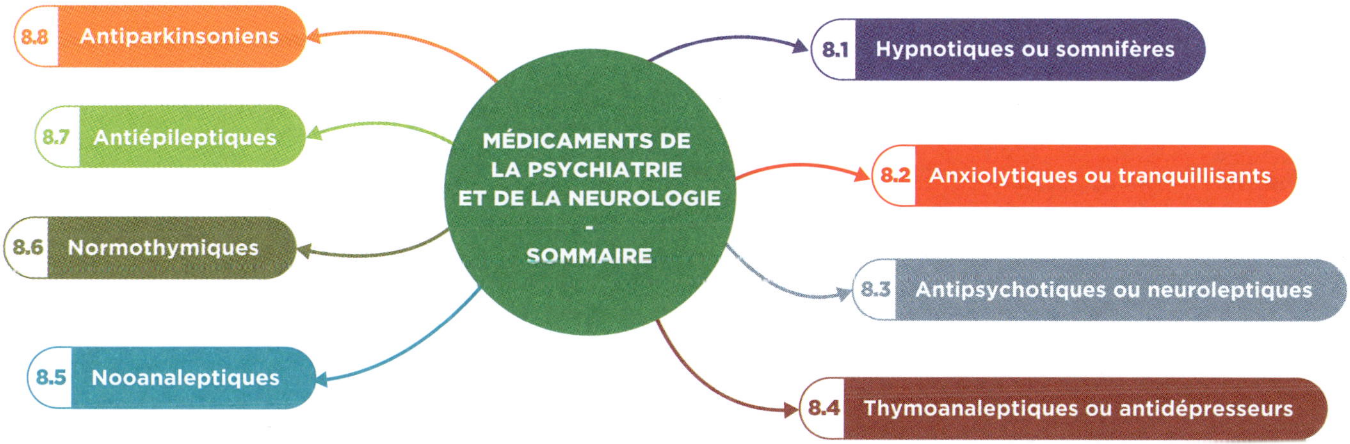

# 8.1 Hypnotiques ou somnifères

## HYPNOTIQUES OU SOMNIFÈRES

*= Psychotrope psycholeptique provoquant ou favorisant le sommeil et diminuant la vigilance (nooleptique) en entraînant une dépression du système nerveux central (SNC)*

### Indications

Le **sommeil** est un phénomène cyclique dans lequel 2 phases peuvent être individualisées : sommeil « **lent** » et sommeil « **paradoxal** »
➜ La difficulté à dormir (**insomnie**) se manifeste par **une diminution de la durée habituelle de sommeil** avec, ou non, atteinte de la qualité (ou architecture) du sommeil et un impact sur la qualité de la phase de veille du lendemain
➜ Majorité des situations d'insomnie = **manifestation clinique** (≠ maladie)

**BZD et apparentées** doivent être prises au coucher
➜ Sommeil induit par les BZD caractérisé par une **diminution du temps nécessaire** (latence) pour l'endormissement, **une augmentation de la durée du stade II de sommeil lent** et une **réduction des stades III et IV**
➜ Indiquées dans les **insomnies d'endormissement**

### Contre-indications et interactions médicamenteuses

**Hypersensiblité aux BZD**

**Insuffisance respiratoire**

**Apnée du sommeil**

**Interactions** :
- Associations des hypnotiques à d'autres dépresseurs du SNC : les **opioïdes** ou **l'alcool** majorent l'effet sédatif et l'altération de la vigilance
- Association aux **analgésiques opioïdes** et **antitussifs** majore le risque de dépression respiratoire liée aux BZD
- **Rifampicine** (par induction enzymatique) diminue l'efficacité du zolpidem

**Myasthénie** : BZD à éviter

**Insuffisances hépatique sévère**

### Données pharmacologiques

**Benzodiazépines (BZD)** : agonistes allostériques du récepteur GABA-A
➜ Partagent plusieurs propriétés : hypnotique, anxiolytique, myorelaxante, anticonvulsivante et amnésiante

**Apparentées aux BZD** (zopiclone et zolpidem) : action hypnotique aussi puissante que celle des BZD hypnotiques, via le récepteur GABA-A sur un site récepteur différent de celui des BZD

**Antihistamines anti-H1** (**alimémazine** et **prométhazine**), dérivés de la phénothiazine

**Substances non hypnotiques dans leurs indications** : (thymoanaleptiques et antipsychotiques sédatifs) possédant un pôle sédatif développé

**Effets indésirables**

- Risques de somnolence diurne avec réveil difficile et perte de vigilance, d'allergie aux BZD, de chute chez la personne âgée, de sécheresse buccale ou de constipation (antihistaminiques et autres psychotropes), d'hypotonie musculaire due aux effets myorelaxants des BZD, de troubles de la mémoire
- À long terme, apparition d'insomnies de rebond (augmentation du temps de latence et diminution de la durée totale de sommeil, mauvaise qualité du sommeil induit car fragmenté)
- Si utilisation prolongée ou bien à forte dose, développement d'une tolérance pouvant être facteur de risque de dépendance physique et psychique (syndrome de sevrage à l'arrêt du traitement)
- Développement d'une amnésie rétrograde

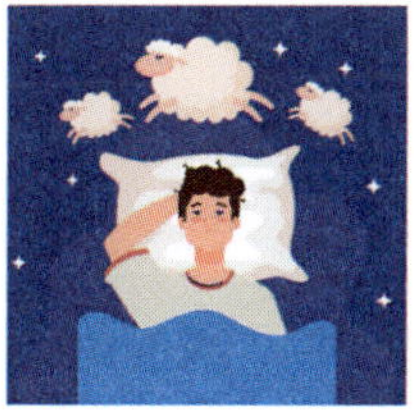

Insomnie

**Surveillance et conseils pratiques**

- Prescription uniquement pour une durée maximale de 4 semaines, non renouvelable
- Efficacité atténuée à moyen ou à long terme
- Prise d'hypnotiques avec des restrictions à la conduite : niveau de risque 3
- Mise en place de règles pour permettre l'endormissement :
  - **Temps de sommeil limité aux besoins**
  - **Siestes trop longues ou trop tardives à éviter**
  - **Horaire régulier de lever et de coucher à respecter**
  - **Limitation du bruit, de la lumière et d'une température excessive**
  - **Excitants** (caféine, alcool et nicotine) et **repas trop copieux à éviter le soir**
- En cas d'usage chronique : arrêt progressif sur plusieurs semaines ou mois (risque de dépendance)

# 8.2 Anxiolytiques ou tranquillisants

# ANXIOLYTIQUES OU TRANQUILLISANTS

*= Psychotropes psycholeptiques (sédatifs de l'angoisse)*

## Indications

**BZD** :

- Par **voie orale**
- Traitement de différents **troubles anxieux aigus**, **troubles anxieux avec état dépressif ou trouble psychotique** (en association avec les antipsychotiques) pour réduire l'insomnie, les terreurs nocturnes et l'instabilité motrice des enfants anxieux et pour traiter des troubles caractériels

**Non BZD** :

- **Hydroxyzine** : manifestations mineures de l'anxiété et en prémédication à l'anesthésie générale
- **Buspirone** : traitement de l'anxiété réactionnelle, notamment les troubles de l'adaptation avec humeur anxieuse et l'anxiété post-traumatique
- **Étifoxine** : manifestations psychosomatiques de l'anxiété
- **Autres substances** : ponctuellement prescrites dans les états anxieux ; appartiennent à d'autres classes pharmacologiques : **thymoanaleptiques** (**venlafaxine**, **paroxétine**) et anti-épileptiques (**prégabaline**)

## Données physiologiques

**Benzodiazépines (BZD)** : agonistes allostériques du récepteur GABA-A

**Non BZD** :

- Agoniste partiel des récepteurs sérotoninergiques 5-HT1A et agoniste des récepteurs dopaminergiques D2 : **buspirone** (dénuée d'effets sédatifs, myorelaxants ou anticonvulsivants)
- Antihistaminique anti-H1 avec des propriétés anticholinergiques : **hydroxyzine**
- Molécule à propriétés anxiolytiques et spasmolytiques : **captodiame**
- Molécule facilitant la transmission GABAergique : **étifoxine**
- Inhibiteur de la recapture de la sérotonine et de la noradrénaline (IRSNa) : **venlafaxine**, inhibiteur sélectif de la recapture de la sérotonine (ISRS) : **paroxétine**
- Blocage des canaux calciques voltage-dépendants : **prégabaline**

## Effets indésirables

| | | |
|---|---|---|
| **BZD** | Effets neurologiques | Insomnies de rebond |
| | Effets psychiatriques (utilisation prolongée ou à forte dose) | • Développement d'une tolérance avec risque de dépendance physique et psychique<br>• Amnésie rétrograde |
| **Hydroxyzine** | Effets anticholinergiques | Sécheresse de la bouche, constipation, risque de rétention urinaire surtout en cas d'adénome de la prostate, glaucome et troubles de la vue (difficultés d'accommodation, sensibilité à la lumière) |
| | Effets cardiaques | Risque d'allongement de l'intervalle QT |
| **Buspirone** | Effets digestifs | Gastralgie |
| | Effets neurologiques | Sensations de vertige, céphalées et nausées, nervosité, sueurs |
| **Étifoxine** | Effets divers | Toxidermies sévères, vascularites ou réactions de type maladie sérique, choc anaphylactique, cytolyse hépatique, hépatite, hémorragies intermenstruelles chez les femmes sous contraception orale, colite lymphocytaire et risque de somnolence en cas de surdosage |
| **Captodiame** | Effets neurologiques | Modification de la vigilance |

## Surveillance et conseils pratiques

- BZD modifient la vigilance des conducteurs de véhicules avec un risque de niveau 2
- Instaurer chez le patient un climat de confiance destiné à le rassurer et à réduire les facteurs de stress et d'angoisse
- Apparition des principaux effets indésirables : **somnolence, irritabilité et agressivité, hypotonie musculaire** accompagnée d'une **sensation de fatigue, dépression respiratoire** (BZD)
- Pas d'utilisation au long cours : prescription limitée à **12 semaines non renouvelable** (liste I)
  → **Chlorazépate dipotassique** prescrit sur une ordonnance sécurisée pour une durée max de 28 jours (teneur enclorazépate = 20 mg)
- Pas de consommation d'alcool
- Traitement de l'anxiété par d'autres thérapies psychothérapie, relaxation et sophrologie

## Contre-indications et interactions médicamenteuses

- Hypersensibilité au médicament
- Hydroxyzine : restrictions pour **minimiser le risque d'allongement de l'intervalle QT** chez les patients présentant un facteur de risque connu, chez les sujets âgés, la prise de dose minimale efficace et pendant la durée de traitement la plus courte possible
- Buspirone : contre-indiquée en cas d'**insuffisances hépatique et rénale sévères**
- Etifoxine : contre-indiquée dans les états de choc, en cas d'insuffisances hépatique et rénale sévères et en cas de myasthénie
- Interactions :
  - Association des anxiolytiques (en général) avec l'alcool, des dérivés opioïdes, d'autres psychotropes (hypnotiques, antipsychotiques et thymoanaleptiques sédatifs) entraîne une **addition des effets dépresseurs sur le SNC** (effet majeur sur la vigilance)
  - Association de l'hydroxyzine avec des médicaments susceptibles d'induire une bradycardie ou une hypokaliémie : **précaution d'emploi**
  - Associations de la buspirone avec l'**érythromycine** et l'**itraconazole** (diminution du métabolisme hépatique de la buspirone) déconseillées (majoration importante de la sédation)

# 8.3 Antipsychotiques ou neuroleptiques

**ANTI-PSYCHOTIQUES OU NEURO-LEPTIQUES**

*= Psychotropes thymoleptiques employés dans le traitement des psychoses*

## Données physiologiques

Antagonistes des récepteurs dopaminergiques D2 postsynaptiques, expliquant les effets bénéfiques mais aussi certains indésirables (surtout ceux de **1re génération**)

À côté des dopaminergiques, chaque antipsychotique possède un profil d'action spécifique antagoniste sur certains autres récepteurs centraux et/ou périphériques :

- **Récepteurs à la sérotonine** : antipsychotiques de **2e génération**
- **Récepteurs cholinergiques : phénothiazines, clozapine**
- **Récepteurs histaminiques : amisulpride**

## Effets indésirables

| | |
|---|---|
| | **1re GÉNÉRATION** |
| **Syndrome malin des anti-psychotiques (rare, mais grave)** | Pâleur, hyperthermie, sueur profuse, hypertonie musculaire |
| **Troubles psychiques** | Sédation, indifférence affective et psychomotrice, état confusionnel |
| **Troubles neurologiques** | Syndrome parkinsonien, troubles extrapyramidaux avec mouvement de sucions, mouvement anormal de mastication, trouble de la déglutition, impatience, akathisie, lenteur des gestes |
| **Troubles cardio-circulatoires** | Hypotension, troubles du rythme |
| **Troubles neurovégétatifs** | Sécheresse buccale, constipation, risque de rétention urinaire |
| **Troubles endocriniens** | Prise de poids, gynécomastie et galactorrhée, impuissance, baisse de la libido, cycles menstruels perturbés |
| | **2e GÉNÉRATION** |
| **Troubles psychiques** | Sédation (effets anti-H1, anti-M1 ou anti-a1) |
| **Troubles métaboliques et endocriniens** | Prise de poids modérée, dyslipidémies, diabète de type 2 possible, hyperprolactinémie |
| **Effets neurologiques** | Troubles extrapyramidaux et dyskinésie tardive (moins fréquent qu'avec 1re génération) |
| **Effets hématologiques** | Agranulocytose (clozapine) |

## Indications

- **Psychoses aiguës** : syndrome confusionnel, bouffée délirante, psychose périnatale
- **Psychoses chroniques** : schizophrénie, psychose hallucinatoire chronique, paranoïa, paraphrénie

**Secteur psychiatrique** : traitement des psychoses et des états psychotiques aigus

**Autres secteurs de médecine** :

- Manifestations psychotiques liées à la sénilité
- Symptômes de la maladie de Huntington et de la maladie de Gilles de la Tourette
- Troubles du comportement et l'état du *delirium tremens* chez les alcooliques
- Troubles de la personnalité de type borderline
- Vomissements associés aux médicaments anticancéreux et hoquets durables
- Douleurs intenses et rebelles
- Insomnies rebelles
- Neuroleptanalgésie

## Contre-indications et interactions médicamenteuses

## Surveillance et conseils pratiques

Vérification de la prise régulière du traitement

Indication des risques lors de la conduite (logo sur le conditionnement)

Arrêt des traitements au long cours obligatoirement progressif et systématique sur une durée de 1 à 2 semaines (limitation des effets type sevrage)

Non-consommation d'alcool et limitation de l'exposition directe au rayonnement solaire

Surveillance de certains paramètres :

- Température pour prévenir le « syndrome malin »
- Prise de la tension artérielle pour détecter une hypotension artérielle et une tachycardie
- Poids pour éventuellement modifier le traitement
- Diurèse pour signaler une rétention urinaire
- Réflexe de réactivité de la pupille pour dépister des effets visuels liés aux de certaines molécules
- Réactivité motrice pour mettre en évidence des mouvements anormaux de type dyskinésie

Prise des formes orales de préférence pendant les repas pour éviter certains troubles digestifs notamment les nausées

Bilans biologiques réguliers de surveillance de la glycémie et du taux sanguin de lipides

ECG nécessaire pour détecter un allongement du QT corrigé

Antipsychotiques de 1re génération : contre-indiqués en cas **d'allergie** connue, de **troubles cardiaques**, de **glaucome**, d'**adénome de la prostate** et de **porphyries**

Interactions : risques importants lors d'association d'antipsychotiques avec d'autres médicaments **psychotropes** (anxiolytiques, hypnotiques, thymoanaleptiques de type IMAO et tricycliques, les sels de lithium), des **anti-allergiques anti-H1**, certains antihypertenseurs, certains antiparkinsoniens (L-Dopa) et certains **antiémétiques** apparentés aux antipsychotiques (dompéridone, métopimazine, métoclopramide)

# 8.4 Thymoanaleptiques ou antidépresseurs

**THYMOANALEPTIQUES OU ANTIDÉPRESSEURS**

*= Psychotropes psychoanaleptiques prescrits dans le traitement de la dépression*

## Données pharmacologiques

Dépression associée à un dysfonctionnement de la neurotransmission liée aux monoamines, noradrénaline (N ou Na), dopamine (DA) et sérotonine (S ou 5-HT pour 5-hydroxytryptamine)
➜ Thymoanaleptiques augmentent la **concentration de ces neurotransmetteurs au niveau synaptique**, dans des proportions variables

- **Inhibition** spécifique ou non de la **recapture** (blocage des pompes) de la **sérotonine** et/ou de la noradrénaline au niveau présynaptique
- Action **agoniste sur les récepteurs postsynaptiques sérotoninergiques (5-HT)** et/ou **adrénergiques** (NA)
- Action mixte de type **agoniste et/ou antagoniste sur des récepteurs pré- ou post-synaptiques**, ou désensibilisante sur des autorécepteurs
- **Inhibition de la monoamine oxydase (MAO)** responsable de la dégradation des monoamines au niveau présynaptique
- **Précurseurs de la sérotonine** (oxitriptan)

## Indications

- **Épisodes dépressifs majeurs** : réduction des symptômes (douleur morale, insomnie, ralentissement de l'activité psychique et motrice, anxiété et risque suicidaire)
- **Anciens thymoanaleptiques** (IMAO et tricycliques) ne sont plus utilisés en routine, car effets indésirables fréquents
➜ Utiles en cas d'inefficacité des autres thymoanaleptiques
- **Durée du traitement** : 6 mois minimum

## Surveillance et conseils pratiques

- **Mise en garde sur certains aliments riches en tyramine** (chocolat, abats, gibiers, viandes et poissons…) associés aux **IMAO** (risque d'HTA)
- **Hygiène de vie** : diminution de la consommation de caféine, pratique d'une activité physique et d'une méthode de relaxation
- **Apparition d'effets indésirables au début du traitement**, mais régression pour la plupart en quelques semaines
- **Conduite ou utilisation de machines** : risques importants, surtout en début de traitement
- **Suivi scrupuleux du traitement** : durée, posologie
- **Pas d'arrêt seul ou brutal du traitement**
- **Consommation d'alcool proscrite**

**Contre-indications et interactions médicamenteuses**

**Hypersensibilité** au médicament

**IMAO** : contre-indiqués en cas d'**hypertension artérielle**, d'**insuffisances cardiaque**, **hépatique** ou **rénale**

**Tricycliques** : en raison d'effets atropiniques, ne doivent pas être prescrits en cas de **glaucome** ou d'**adénome de la prostate**

**Interactions** :

- **Association de plusieurs médicaments** (ISRS, antimigraineux de type triptans, amphétamines) modifiant la production de sérotonine pourrait favoriser la survenue decéphalées et d'accidents vasculaires cérébraux
- **Ne pas associer les IMAO aux tricycliques** (augmentation des concentrations plasmatiques des tricycliques) **ou aux ISRS** (risque de syndrome sérotoninergique et risque létal à l'arrêt brutal de l'ISRS)

**Effets indésirables**

| | |
|---|---|
| **Syndrome de sevrage** | (en cas d'arrêt brutal du traitement) |
| **Troubles psycho-neurologiques** | Anxiété, agitation, irritabilité et agressivité, insomnies et cauchemars |
| **Troubles sensoriels** | Vision floue, picotements, engourdissement |
| **Troubles digestifs** | Anorexie, diarrhées, nausées, douleurs abdominales |
| **Troubles généraux** | Sensation de fatigue, céphalées, douleurs musculaires |
| **TROUBLES SPÉCIFIQUES** | |
| **Avec les ISRS** | Troubles digestifs |
| **Avec les IMAO** | Hypotension orthostatique et troubles cardiaques |
| **Avec l'agomélatine** | Toxicité hépatique |

# 8.5 Nooanaleptiques

## NOOANALEPTIQUES

= *Psychotropes psychoanaleptiques aux propriétés psychostimulantes*

### Données pharmacologiques

- **Stimulation de la vigilance**
- **Accélération des processus d'idéation**
- **Stimulation des perceptions sensorielles**

Méthylphénidate : sympathomimétique d'action centrale **apparenté aux amphétamines** induisant l'inhibition de la recapture des catécholamines (noradrénaline et dopamine) et augmentant la libération des neurotransmetteurs sympathiques au niveau synaptique

Modafinil : psychoanaleptique **non amphétaminique**, médicament éveillant

- → En fonction de la dose administrée : restaure et/ou augmente le niveau d'éveil et de vigilance diurnes
- → Action apparemment due à la potentialisation de l'activité alpha-1 adrénergique spécifiquement au niveau central

### Indications

Méthylphénidate :

- Prescription (liste des stupéfiants) limitée à **28 jours**
- **Prescription initiale hospitalière** réservée aux spécialistes et/ou aux services spécialisés en neurologie, psychiatrie, pédiatrie, et aux centres du sommeil
- Indiqué dans le **trouble déficitaire de l'attention avec hyperactivité (TDAH)** chez l'enfant de plus de 6 ans, et la narcolepsie, avec ou sans cataplexie, en cas d'inefficacité du modafinil

Modafinil (liste I) :

- Prescription par les **spécialistes en neurologie et les médecins exerçant dans les centres du sommeil**
- Indiqué uniquement dans le traitement de la **somnolence diurne excessive chez les adultes atteints de narcolepsie, avec ou sans cataplexie**

### Effets indésirables

| | |
|---|---|
| **MÉTHYLPHÉNIDATE** | |
| **Syndrome de sevrage** | Troubles psychiques, des désordres digestifs et une tendance au collapsus cardio-vasculaire |
| **Troubles psychiques** | Hyposomnie, anorexie et anxiété, complications psychiques (schizophrénie paranoïde, folie de persécution, hallucinations auditives et visuelles, dysphorie), pharmacodépendance (psychique essentiellement) et tolérance |
| **Troubles cardio-vasculaires** | Modifications de la pression artérielle, tachycardie et palpitations |
| **Troubles neurologiques** | Hémorragies méningées ou cérébrales liées à des poussées hypertensives, crises convulsives |
| **MODAFINIL** | |
| **Manifestations neurovégétatives** | Céphalées, nausées |
| **Réactions cutanées** | Prurit, urticaire avec possibilité d'œdème de Quincke, cas d'érythème polymorphe, syndrome de Stevens-Johnson, syndrome de Lyell |

**Surveillance et conseils pratiques**

Modafinil :
- Administration le **matin** (1 prise) ou le **matin et midi** (2 prises), de préférence au cours des repas
- Inscrit sur la liste des **substances dopantes**

Méthylphénidate :
- Possibilité de survenue ou d'aggravation de **troubles psychiatriques à surveiller à chaque augmentation de posologie**, puis au moins **tous les 6 mois**
- **Croissance des enfants traités à surveiller**

**Alcool contre-indiqué** avec tous les nooanaleptiques

**Contre-indications et interactions médicamenteuses**

Modafinil : contre-indiqué en cas d'**hypersensibilité au modafinil ou à l'un des excipients et d'allaitement**

Méthylphénidate :
- Contre-indiqué chez les enfants **allergiques** à la molécule, en cas de **glaucome** et de **phéochromocytome**
- Contre-indiqué chez les patients traités par des **inhibiteurs irréversibles et non sélectifs de la MAO** (risque de poussée hypertensive) et par des sympathomimétiques indirects ou alpha (risque de vasoconstriction et/ou de crises hypertensives)

→ Précautions à prendre en cas d'excès d'hormones thyroïdiennes dans le sang lié à une maladie de la glande thyroïde (risque d'accélération cardiaque)

Interactions : le méthylphénydate peut diminuer l'efficacité des médicaments utilisés pour traiter l'hypertension

# 8.6 Normothymiques

## NORMOTHYMIQUES

*= Psychotrope psychoisoleptiques régulateurs de l'humeur*

### Données pharmacologiques

**Carbonate de lithium, divalproate, valpromide, carbamazépine et lamotrigine** : **antiépileptiques** diminuant l'hyperexcitabilité neuronale par blocage de canaux ioniques ($Na^+$, $Ca^{2+}$)

**Olanzapine** : **antipsychotique**, antimaniaque et thymorégulateur

### Indications

Indiqués dans le **traitement du trouble bipolaire** et des **accès maniaques** et souvent associés à des **anxiolytiques** (benzodiazépines) ou à des **antipsychotiques** pour accélérer l'amélioration clinique

**Carbonate de lithium** : en 1re intention (traitement de référence) dans la prévention des rechutes des troubles bipolaires
➜Traitement prolongé **à vie**

**Divalproate de sodium et carbamazépine** :
- **Épisodes maniaques** chez le patient souffrant de troubles bipolaires
- **Prophylaxie** chez des patients bipolaires ayant répondu favorablement à ces médicaments lors du traitement d'un accès maniaque

- **Lamotrigine** : prévention des récidives dépressives
- **Valpromide** : trouble bipolaire en cas de contre-indication au lithium et à la carbamazépine
- **Olanzapine** : prévention des récidives du trouble bipolaire, chez les patients ayant déjà répondu au traitement par l'olanzapine lors d'un épisode maniaque

### Contre-indications et interactions médicamenteuses

**Interactions** :
- Si association du **lithium avec des hypertenseurs de type IEC ou antagoniste de l'angiotensine** : surveiller la lithiémie et adapter la posologie en carbonate de lithium
- Avec **inducteurs enzymatiques** (carbamazépine) ou **inhibiteurs enzymatiques** (divalproate), attention à la modification de la pharmacocinétique de l'olanzapine

**Hypersensibilité au médicament**

**Carbonate de lithium** : contre-indiqué dans les cas suivants :
- **Allaitement**
- **Insuffisance rénale** (sauf si surveillance très stricte et très régulière de la lithiémie et de la créatinine plasmatique)
- **Insuffisance cardiaque**
- **Maladie d'Addison**

**Surveillance et conseils pratiques**

- Risques de sédation, léthargie, obnubilation, tremblement des mains, états convulsifs et vertiges liés à la prise des sels de lithium (attention chez les conducteurs et les utilisateurs de machines)
- Règles d'hygiène permettant d'assurer une bonne qualité de sommeil
- Ne pas modifier les apports sodés (risque de modification de la lithiémie)
- Pas de modification de posologie sans avis médical
- Signalement de la prise de lithium lors de toute prescription

**Effets indésirables**

| CARBONATE DE LITHIUM | |
|---|---|
| **Troubles neuropsychiques** | Sédation, léthargie, obnubilation, tremblements des mains, états convulsifs, vertiges, troubles de la mémoire fréquents |
| **Troubles digestifs** | Gastralgies, nausées, vomissements, diarrhées |
| **Accidents cardiaques** | Dégénérescence myofibrillaire cardiaque |
| **Manifestations cutanées** | Acnés ou éruptions acnéiformes, aggravation ou déclenchement de psoriasis et d'éruptions psoriasiformes |
| **Troubles endocriniens** | Baisse de la libido, chute des cheveux, prise de poids, soif et polyurie, goitre isolé ou associé à une hypothyroïdie (parfois hyperthyroïdie) |
| **Troubles musculaires** | Hypotonie musculaire |

| VALPROATE ET DÉRIVÉS |
|---|
| Effet sédatif, hypotonie et manifestations confusionnelles, troubles digestifs, prise de poids, rares cas de thrombopénies ou d'anémie, cas exceptionnels d'hépatites et pancréatites, affections congénitales, familiales et génétiques avec risque tératogène |

| CARBAMAZÉPINE |
|---|
| Somnolence, vertiges, troubles digestifs, sécheresse de la bouche, troubles de l'accommodation, diplopie |

| LAMOTRIGINE |
|---|
| Réactions cutanées exceptionnellement très graves |

| OLANZAPINE |
|---|
| Somnolence, prise de poids, augmentation des taux de prolactine, de cholestérol, de la glycémie et de la triglycéridémie, vertiges, hypotension orthostatique, effets anticholinergiques, asthénie, fatigue, fièvre, arthralgie |

# 8.7 Antiépileptiques

## ANTI-ÉPILEPTIQUES

*Diminuent la fréquence des crises épileptiques ou les suppriment sans action curative*

### Données pharmacologiques

= Diminution de l'hyperexcitabilité neuronale par différents mécanismes

- **Blocage de canaux ioniques ($Na^+$, $Ca^{2+}$)** : acide valproïque, carbamazépine, oxycarbazépine, éthosuximide, lévétiracétam, felbamate, lamotrigine, prégabaline
- **Antagonisme des récepteurs NMDA** : felbamate, topiramate
- **Liaison à la protéine SV2A des vésicules synaptiques** : brivaracétam
- **Augmentation de l'activité inhibitrice du GABA** : barbituriques (phénobarbital et primidone), benzodiazépines (clobazam, clonazépam, diazépam, midazolam), gabapentine, tiagabine (inhibition de de la recapture du GABA), vigabatrine (inhibition de la GABA-transaminase)
- **Induction de la libération de sérotonine** : fenfluramine
- **Inhibition de la libération d'acides aminés excitateurs (glutamate)** : lamotrigine

### Indications

- **Épilepsies généralisées** (crises cloniques, toniques, absences, atoniques) et **épilepsies partielles** en monothérapie ou en association à d'autres antiépileptiques (indiqués dans la prévention de la récidive de crises)
- **Traitements analgésiques** (traitement de la migraine) : **anxiolytiques ou thymorégulateurs** (troubles bipolaires)
  → Prégabaline indiquée dans la prise en charge des douleurs neuropathiques

### Surveillance et conseils pratiques

- **Échappement** (perte d'efficacité) chez un tiers des patients après **3 ans de rémission**
- Pour toute délivrance de médicament à base de valproate (et dérivés) par le pharmacien, obligation d'une **prescription initiale annuelle par un spécialiste et présentation d'un accord de soins signé**
- **Attention aux interactions médicamenteuses d'ordre pharmacocinétique** (induction/inhibition enzymatique) concernant les molécules de 1re génération, entraînant en particulier une diminution de l'efficacité des contraceptifs oestroprogestatifs
- Si diminution de l'efficacité du traitement ou de la survenue d'effets indésirables persistants : **informer le prescripteur**
- **Efficacité des antiépileptiques** : **surveillance clinique, biologique** (dosages plasmatiques) et **paraclinique** (exploration du champ visuel)
- **Titration du traitement** (augmentation des doses par palier) nécessaire jusqu'à la dose maximale tolérée

**Contre-indications et interactions médicamenteuses**

Précautions avec le **prégabaline** chez les patients présentant des antécédents de toxicomanie

Toxicité *in utero* du **valporate et dérivés** : pas de prescription aux filles, aux adolescentes, aux femmes en âge de procréer et aux femmes enceintes, sauf en cas d'inefficacité ou d'intolérance aux alternatives médicamenteuses

**Interactions** :
- **Effet inducteur enzymatique** : carbamazépine, phénobarbital, phénytoïne
- **inhibiteur enzymatique** : acide valproïque, felbamate, topiramate

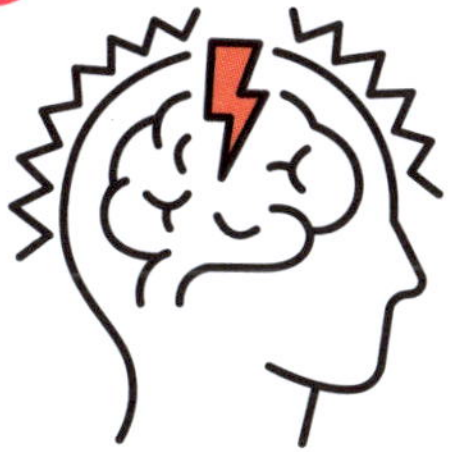

**Effets indésirables**

| COMMUNS | |
|---|---|
| **Troubles digestifs** | Nausées, vomissements |
| **Effets neurologiques** | Fatigue, somnolence, étourdissements |
| **VALPROATE ET DÉRIVÉS** | |
| Prise de poids, cas exceptionnels d'hépatites et pancréatites, affections congénitales, familiales et génétiques avec risque tératogène | |
| **CARBAMAZÉPINE** | |
| Somnolence, vertiges, troubles digestifs, sécheresse de la bouche, troubles de l'accommodation, diplopie | |
| **ACIDE VALPROÏQUE, CARBAMAZÉPINE, PHÉNOBARBITAL, LÉVÉTIRACÉTAM, FELBAMATE, ÉTHOSUXIMIDE** | |
| **Troubles hématologiques idiosyncrasiques** | Leucopénie, neutropénie, thrombopénie, agranulocytose, anémie |
| **VIGABATRINE** | |
| **Troubles oculaires** | Rétrécissement du champ visuel, glaucome |
| **LAMOTRIGINE, PHÉNOBARBITAL, GABAPENTINE, ÉTHOSUXIMIDE, PHÉNYTOÏNE** | |
| **Manifestations cutanées** | Rash, syndrome de Steven-Johnson |

# 8.8 Antiparkinsoniens

## ANTI-PARKINSONIENS

### Données pharmacologiques

Une lésion du *locus niger* entraîne une diminution du taux de dopamine dans le striatum, ce qui induit les symptômes cliniques (akinésie surtout) de la maladie

→ **Autres neurotransmetteurs concernés** : GABA, sérotonine, noradrénaline, glutamate (tremblements, rigidité)

→ **1re approche thérapeutique** : compensation du déficit de dopamine

→ **Autre stratégie** : diminution de la prépondérance du système cholinergique striatal à l'origine des troubles de la motricité

Compensation du déficit de dopamine :

- **Précurseur de la dopamine** : L-Dopa ou lévodopa
- **Agonistes dopaminergiques** (stimulent les récepteurs D2 de la dopamine)
- **Inhibiteurs du catabolisme de monoamines** : inhibiteurs de la monoamine oxydase B ou IMAO-B
- **Inhibiteurs du catabolisme des catécholamines** : inhibiteurs de la catéchol-O-transférase ou COMT
- **Stimulants de la libération de la dopamine** : amantadine

Antagonistes de l'acétylcholine au niveau central : anticholinergiques

### Indications

**L-Dopa** : chef de file du traitement de la maladie de Parkinson, notamment dans les formes akinéto-hypertoniques et chez les sujets âgés

**Bromocriptine** : peut être associée en 1re intention à la lévodopa

**Péribédil** : efficace sur le tremblement

**IMAO-B** : indiqués en monothérapie ou en association avec la lévodopa

**ICOMT et Amantadine** : utilisés en association avec la lévodopa

**Anticholinergiques** : diminuent la rigidité et les tremblements

### Surveillance et conseils pratiques

Efficacité des antiparkinsoniens étroitement liée au strict respect des doses et du rythme des prises

→ Tout écart peut exposer à la survenue d'une nouvelle crise

L-Dopa : perte d'efficacité après plusieurs années de traitement

Ne jamais interrompre brutalement le traitement

**Contre-indications et interactions médicamenteuses**

**Interactions** :
- **Antipsychotiques** = antagonistes réciproques de la lévodopa
- **Vitamine B6** inhibe la lévodopa si utilisée seule
- Éviter l'association des **anticholinergiques avec les psychotropes** dont ils majorent les effets confusionnels

**L-Dopa, agonistes dopaminergiques, IMAO et ICOMT** : contre-indiqués en cas d'allergie connue, de psychoses et confusion mentale d'angor et de troubles du rythme

**Anticholinergiques** : contre-indiqués en cas d'allergie connue, de cardiopathies, de glaucome et d'adénome prostatique
→ **À éviter chez les personnes âgées** (troubles mnésiques, confusion)

**Effets indésirables**

| L-DOPA, AGONISTES DOPAMINERGIQUES, IMAO ET ICOMT | |
|---|---|
| Troubles neuropsychiques | Psychoses |
| Troubles digestifs | Nausées, vomissements, anorexie |
| **L-DOPA** | |
| « Effet on/off » : passage brutal d'un effet de déblocage à un effet deblocage | |
| **ANTICHOLINERGIQUES** | |
| Sécheresse buccale, constipation, rétention urinaire, mydriase, crise de glaucome, tachycardie et palpitations, confusion | |

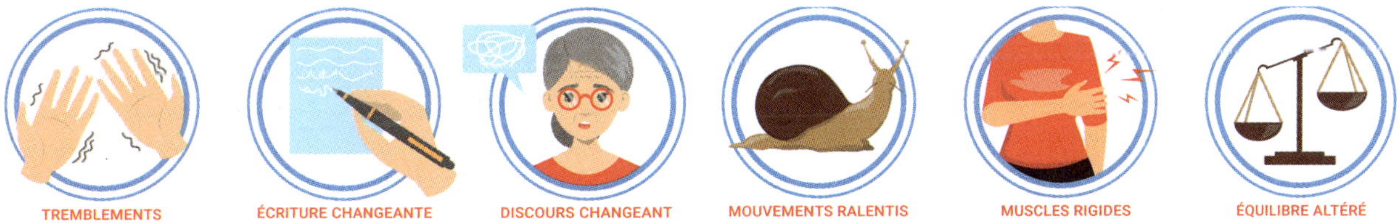


◄ Symptômes de la maladie de Parkinson

## Notes personnelles

# 9

# Médicaments de l'anesthésiologie/réanimation chirurgicale

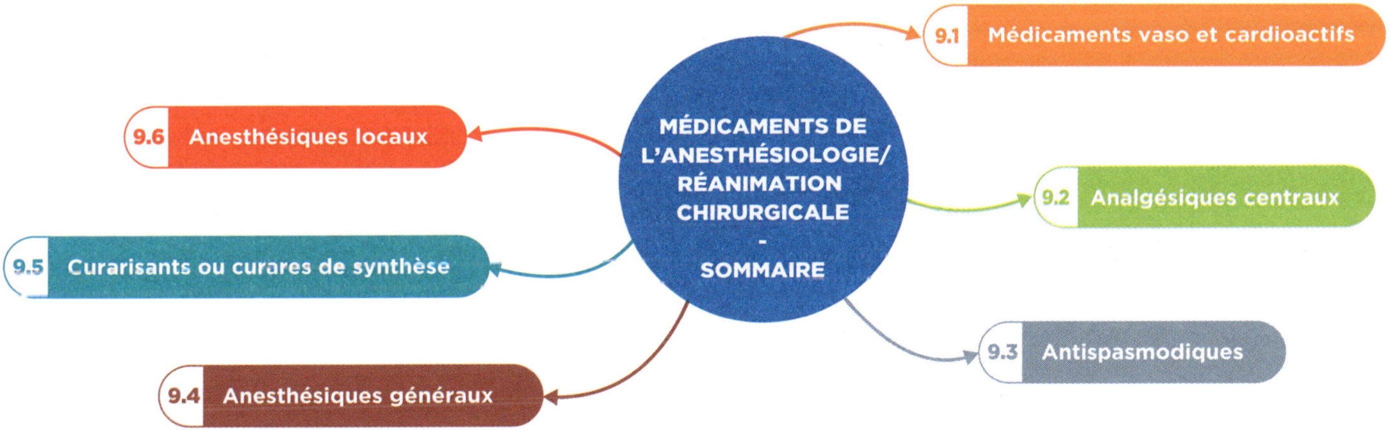

# 9.1 Médicaments vaso et cardioactifs

## MÉDICAMENTS VASO ET CARDIOACTIFS

### Données pharmacologiques

Objectifs :

- Augmenter les **résistances périphériques** par un effet sur le système sympathique
- Conduire à une **stimulation cardiaque** (effet inotrope positif) par leur action sur le muscle cardiaque

**Adrénaline** (ou épinéphrine) : caractérisée par de **puissants effets alpha et bêta-adrénergiques**

**Noradrénaline** (ou norépinéphrine) : provoque une augmentation de la **pression sanguine** sans modification du débit cardiaque, une augmentation des **résistances vasculaires périphériques** et une augmentation du **débit sanguin au niveau du foie et du rein**

**Dopamine** : capable de stimuler les récepteurs **alpha1, bêta1, bêta2 et D1**

**Isoprénaline** (ou isoprotérénol) : analogue structural des **catécholamines**, active les **récepteurs bêta-adrénergiques**

**Dobutamine** : agoniste bêta-adrénergique entier avec affinité préférentielle pour les **récepteurs bêta-1-adrénergiques**
➜ Possède une action stimulante sur les **récepteurs bêta2**

**Éphédrine** : amine sympathomimétique qui agit peu de façon directe sur les récepteurs alpha et bêta, et surtout de façon indirecte en augmentant la **libération de noradrénaline**

**Phényléphrine** : sélective des récepteurs alpha 1, elle élève la pression artérielle et augmente les **résistances artérielles systémiques (RAS)**, sans effet chronotrope

### Indications

**Adrénaline** : traitement de référence du **choc anaphylactique**

**Noradrénaline** : traitement d'urgence du **collapsus** et pour la restauration et le maintien de la **pression artérielle**

**Dopamine** : **syndromes de bas débit** (bas débit après chirurgie cardiaque, états de choc d'origine toxi-infectieuse après remplissage vasculaire et après vérification de la fonction myocardique, chutes tensionnelles importantes après anesthésie péridurale)

**Isoprénaline** : troubles lents du **rythme cardiaque, arrêt cardiaque** lorsque l'activité cardiaque réapparaît, **bas débit cardiaque** après chirurgie cardiaque, torsades de pointes

**Dobutamine** : restauration de l'**état hémodynamique** lors d'une décompensation cardiaque, exploration fonctionnelle cardiovasculaire

**Éphédrine et phényléphrine** : traitement de l'**hypotension artérielle** induite par l'anesthésie générale et de l'anesthésie locorégionale pratiquée pour un acte chirurgical ou obstétrical, prévention de l'hypotension au cours de la seule anesthésie rachidienne pour un acte chirurgical ou obstétrical

Contre-indications et interactions médicamenteuses

Adrénaline :
- **Troubles du rythme** (surtout ventriculaire)
- **Insuffisance coronaire sévère** (aggrave le risque d'ischémie myocardique)
- **Myocardiopathie obstructive**

Dobutamine :
- **Hypersensibilité à la dobutamine**
- **Obstacle mécanique au remplissage ou à l'éjection**, notamment cardiomyopathie obstructive, valvulopathie aortique, tamponnade
- **Phéochromocytome**

Noradrénaline :
- **Troubles du rythme** (surtout ventriculaire)
- **Insuffisance coronaire sévère** (aggrave le risque d'ischémie myocardique)
- **Myocardiopathie obstructive**

Dopamine :
- **Hypersensibilité à la dopamine**
- **Obstacle mécanique au remplissage ou à l'éjection**, notamment cardiomyopathie obstructive, rétrécissement aortique serré

Isoprénaline :
- **Hypersensibilité à l'isoprénaline** ou l'un de ses excipients
- **Tachycardie sinusale supérieure à 130/min**
- **États d'hyperexcitabilité auriculaire et ventriculaire**
- **Intoxication digitalique**
- **Insuffisance coronaire aiguë** et, en particulier, **infarctus myocardique aigu**, sauf en cas de bloc auriculo-ventriculaire avec bradycardie extrême
- **Association aux IMAO, aux digitaliques et aux alphabloquants**

Phényléphrine :
- **Hypersensibilité à la phényléphrine**
- Administrée avec précaution en cas de **diabète, hypertension artérielle, hyperthyroïdie non contrôlée, insuffisance coronarienne et pathologies cardiaques chroniques, vasculaire périphérique, bradycardie, bloc cardiaque partiel**

Ephédrine :
- **Hypersensibilité à l'éphédrine**
- Prudence recommandée en cas d'**hypertension artérielle, diabète, hypertrophie de la prostate, hyperthyroïdie non contrôlée, angine de poitrine et pathologies cardiaques chroniques et glaucome à angle fermé**
- Utilisée avec précaution chez les patients avec **antécédents cardiaques**

Effets indésirables

| | |
|---|---|
| **Adrénaline** | Crises angineuses, risque d'infarctus aigu du myocarde, tachycardie sinusale supérieure à 130/min, troubles du rythme notamment ventriculaire avec risque de fibrillation ventriculaire |
| **Noradrénaline** | Nécrose cutanée en cas d'extravasation, anxiété, gêne respiratoire, céphalées, tremblements, douleurs rétrosternales ou pharyngées, photophobie, pâleur, sudation, vomissements, tachycardie ou bradycardie |
| **Dopamine** | Risque de réactions allergiques, troubles du rythme, nausées, vomissements, vasoconstriction périphérique, crise angineuse (à fortes doses) |
| **Isoprénaline** | Bouffées de chaleur, tachycardie, hypotension, troubles du rythme ventriculaire, douleurs angineuses (possibilité d'ischémie), céphalées, tremblements |
| **Dobutamine** | Augmentation de la fréquence cardiaque et de la pression artérielle, activité ventriculaire ectopique, accélération du rythme ventriculaire |
| **Éphédrine** | Risques de tachycardies, troubles du rythme, hypertension (limite son utilisation chez le patient coronarien), modifications de l'hémostase primaire, nervosité, tremblements, anxiété, insomnie, confusion, irritabilité, dépression, rétention urinaire aiguë, hypersensibilité, augmentation de la pression intra-oculaire |
| **Phényléphrine** | Céphalées, nausées, bradycardie réflexe, excitabilité, agitation et rarement arythmie |

# 9.2 Analgésiques centraux

## ANALGÉSIQUES CENTRAUX

*= Médicaments destinés à supprimer ou à réduire la douleur par action centrale, sans provoquer de perte de conscience*

### Données pharmacologiques

Médicaments à action centrale sur la douleur correspondant aux médicaments habituellement des paliers II ou III de la classification de l'OMS (analgésiques opioïdes)

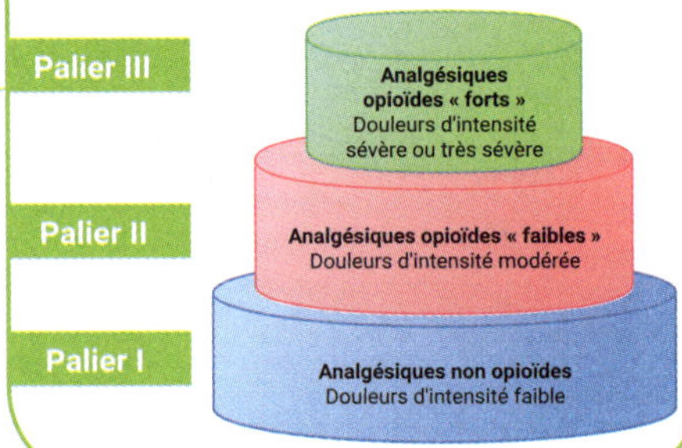


- Analgésiques opioïdes faibles (inscrits sur la liste I) : codéine et tramadol
- Analgésiques opioïdes mixtes (inscrits sur la liste I) : buprénorphine et nalbuphine
- Analgésiques opioïdes forts (inscrits sur la liste des stupéfiants) : morphine et agonistes entiers dérivés synthétiques

### Indications

**Analgésiques opioïdes de palier II** (opioïdes faibles) pour douleurs modérées à intenses :
- **Codéine** : traitement des douleurs intermédiaires, antitussif et antidiarrhéique
- **Tramadol** (inhibe la recapture de la sérotonine et de l'adrénaline) : limité aux douleurs d'intensité modérée (bénéfice sur les douleurs neuropathiques)

**Néfopam** (analgésique pur de palier I, mais de puissance de palier II) : indiqué, par **voie parentérale**, dans le traitement symptomatique des **affections douloureuses** aiguës et du **frisson postopératoire**

**Analgésiques opioïdes de palier III** (opioïdes forts) : traitement des **douleurs cancéreuses ou intenses** (aiguës ou chroniques)

### Surveillance et conseils pratiques

- Prescription obligatoire (liste I et liste des stupéfiants)
- Risques digestifs (constipation) et sur le SNC (somnolence, risques de dépendance physique et/ou psychique)
- Pas d'interruption brutale d'un traitement prolongé par morphine (éviter le syndrome de sevrage)
- Éviter toute prise d'alcool au cours du traitement

## Contre-indications et interactions médicamenteuses

**Morphine** :
- Contre-indiquée en cas d'**insuffisance respiratoire décompensée, hépatocellulaire sévère et hypersensibilité à la morphine**
- Associations de la morphine avec les **IMAO non sélectifs** contre-indiquées
- Autres associations médicamenteuses à prendre en compte : **opioïdes antitussifs et analgésiques, psychotropes sédatifs, clonidine**

**Tramadol** :
- Contre-indiqué en association avec les **psychoanaleptiques** de type IMAO, en cas d'**insuffisance hépatique**, d'**insuffisance respiratoire sévère, d'épilepsie noncontrôlée, d'intoxication alcoolique**
- Déconseillé lors de la **grossesse** ou en association avec la **carbamazépine**

**Néfopam** :
- Contre-indiqué en cas d'**hypersensibilité au médicament**, en cas d'**antécédents de convulsions**, d'**adénome prostatique** ou de **glaucome à angle fermé**, chez l'**enfant de moins de 15 ans**
- Utilisation déconseillée pendant la **grossesse** et l'**allaitement maternel**
- Ne peut être associé qu'avec **précaution** avec dérivés morphiniques utilisés comme analgésiques, antitussifs ou médicaments de substitution, psychotropes, anti-histaminiques H1 sédatifs, antihypertenseurs centraux
- **Prise d'alcool** majore les effets somnolents du néfopam

**Codéine** : contre-indiquée en cas d'h**ypersensibilité auxopiacés,** chez l'**enfant de moins de 15 ans**, en cas d'**insuffisance hépatique** ou **rénales sévères,** chez les **asthmatiques et en cas d'insuffisance respiratoire**

## Effets indésirables

| | |
|---|---|
| **Codéine tramadol** | Constipation, somnolence, nausées, vomissements ou difficultés respiratoires.<br>→ Peuvent, en outre, exposer à une **dépendance physique à forte dose** (en particulier, ceux renfermant de la poudre d'opium) |
| **Néfopam** | Somnolence, vertiges, nausées, vomissements, signes anticholinergiques (sécheresse, tachycardie, rétention urinaire, irritabilité) |
| **Morphine et dérivés** | Constipation, dépression respiratoire, nausées et vomissements, sédation, psychodyslepsie<br>→ Potentiellement toxicomanogène, responsable d'une euphorie, d'une dépendance psychique et physique |

# 9.3 Antispasmodiques

## Données pharmacologiques

Contraction des muscles lisses liée à la composante parasympathique du système nerveux autonome
→ Relâchement des muscles et levée du spasme à cause du blocage de la conduction de l'influx nerveux au niveau musculaire ou liée à une action directe sur le muscle lisse

- Antispasmodiques anticholinergiques (atropine et scopolamine) : agissent au niveau nerveux autonome parasympathique en bloquant les récepteurs muscariniques de l'acétylcholine
- Antispasmodiques musculotropes (papavérine, phloroglucinol, mébévérine et trimébutine) : agissent au niveau du muscle en favorisant sa décontraction
- Relâchement des muscles et levée du spasme

## ANTI-SPASMODIQUES

*= Traitement des spasmes au niveau du tube digestif et des voies génito-urinaires*

## Effets indésirables

| | |
|---|---|
| **Anticholinergiques** | Troubles de l'accommodation oculaire avec mydriase, augmentation de fréquence cardiaque, sécheresse buccale, constipation et rétention urinaire |
| **Antispasmodiques musculotropes** | Réactions cutanées allergiques et manifestations épigastriques |

## Surveillance et conseils pratiques

- Attention à l'association des anticholinergiques (atropine) avec d'autres médicaments à effet anticholinergique : augmentation des effets indésirables
- En cas d'effets indésirables durables liés aux anticholinergiques (ajustement de la posologie à prévoir) : avertir le prescripteur
- Par voie orale, prendre les antispasmodiques à distance des autres médicaments (modification de la tonicité de la paroi digestive)

## Indications

- **Coliques hépatiques et néphrétiques,** manifestations spasmodiques et douloureuses des voies biliaires, urinaires etutérines
- **Occlusion intestinale en soins**
- Symptômes des **manifestations fonctionnelles intestinales avec météorisme**
- **Association d'un antispasmodique et d'un anxiolytique** (LIBRAX) : traitement symptomatique des manifestations anxieuses sévères s'accompagnant de troubles fonctionnels digestifs à composante spasmodique

## Contre-indications et interactions médicamenteuses

- Interactions : prendre en compte l'association des anticholinergiques (atropine) avec **certains antidépresseurs, antihistaminiques H1, antiparkinsoniens anticholinergiques** et certains **antipsychotiques** en raison de l'addition des effets atropiniques
- Anticholinergiques : **allergie** connue au médicament, **adénome de la prostate** et **glaucome**
- Autres antispasmodiques : **allergie** au médicament concerné

## ANESTHÉSIQUES GÉNÉRAUX

*= Suspension temporaire et réversible de la conscience et de la sensibilité douloureuse*

### Effets indésirables

- Hypotension, bradycardie : propofol, isoflurane
- Effets psychodysleptiques (hallucinations, rêves) : kétamine
- Dépression respiratoire : opioïdes, benzodiazépines
- Nausées, vomissements : étomidate, GHB, protoxyde d'azote
- Myoclonies, bradycardie, agitation au réveil, surcharge sodée et hypokaliémie : GHB
- Irritation des muqueuses : desflurane, isoflurane

### Indications

#### Anesthésiques par voie IV

- **GHB** : adjuvant au cours de l'anesthésie générale en chirurgie et en obstétrique, ou lors de la sédation en neuro-traumatologie
- **Étomidate** : agent d'induction anesthésique lorsque hémodynamique instable
- **Benzodiazépines** : prémédication (anxiolytique) et en complément pour induire et entretenir l'anesthésie
- **Opioïdes, propofol, kétamine** : induction et maintien de l'anesthésie et adjuvants analgésiques

#### Anesthésiques inhalés

- **Desflurane** : limité à la chirurgie ambulatoire
- **Isoflurane** : entretien de l'anesthésie générale après induction avec anesthésique IV
- **Sévoflurane** : induction de l'anesthésie, entretien de l'anesthésie après induction avec anesthésique IV

### Données pharmacologiques

#### Anesthésiques inhalés

- Renforcement de la fonction du **récepteur GABA-A** (augmentent l'ouverture du canal $Cl^-$ couplé au récepteur GABA-A) et responsables de la **majoration de l'hyperpolarisation du neurone** et d'une **inhibition de la transmission synaptique**
- Réduction de la **libération du glutamate** (inhibition sur les récepteurs AMPA et NMDA) et donc dépression de la **transmission excitatrice au niveau présynaptique**

#### Anesthésiques administrés par voie IV

- **Benzodiazépines** : action sur les récepteurs GABA-A : midazolam (demi-vie d'élimination courte), diazépam
  → En cas de surdosage, BZD antagonisés par flumazénil
- **Propofol** : action sur les récepteurs GABA-A
  → Possède des effets hypnotiques, mais pas d'effet analgésique
- **Étomidate** : potentialise les effets inhibiteurs du GABA
- **Kétamine** : antagoniste non compétitif réduisant l'activité excitatrice des récepteurs NMDA, récepteurs au glutamate qui permet l'entrée de $Ca^{2+}$
- **Opioïdes** : agonistes des récepteurs opioïdes mu
- **Oxybate de sodium ou acide gamma-hydroxybutyrique (GHB)** : inhibition GABAergique

# 9.5 Curarisants ou curares de synthèse

## CURARISANTS OU CURARES DE SYNTHÈSE

*= Facilitent l'intubation du patient par relâchement des cordes vocales et la ventilation artificielle contrôlée, induisent le relâchement musculaire et diminuent l'intensité des convulsions*

### Données pharmacologiques

Curarisants dépolarisants (**suxaméthonium**) : cholinomimétique qui, en excès par non dégradation par l'acétylcholinestérase, provoque une action cholinolytique
➜ Induit une paralysie de la jonction neuromusculaire

Curarisants non dépolarisants (**atracurium, cisatracurium, mivacurium, rocuronium**) : antagonisme compétitif de la fixation de l'acétylcholine au niveau des récepteurs nicotiniques musculaires
➜ Inhibent l'ouverture des canaux ioniques cationiques et bloquent la transmission synaptique

### Indications

- **Intubation trachéale**
- **Insuffisance respiratoire aiguë**
- **État de mal asthmatique** lorsque la ventilation mécanique est démarrée
- **Complications musculaires** des intoxications à la strychnine ou à la methaqualone et dans le syndrome malin des neuroleptiques

### Effets indésirables

Suxaméthonium :
- **Douleurs musculaires, sensation de courbatures**
- **Libération d'histamine** responsable d'un prurit et de réactions érythémateuses au site de l'injection et/ou réactions systémiques
- **Augmentation de la kaliémie, bradycardie, troubles du rythme, chute de tension artérielle, augmentation transitoire de la pression intra-oculaire, de la pression intracrânienne et intragastrique, troubles du rythme**

Curarisants non dépolarisants :
- Induisent la **libération d'histamine** par les mastocytes
- Favorisent des **réactions cutanées ou systémiques** pouvant parfois conduire à un choc anaphylactique

### Contre-indications et interactions médicamenteuses

Curarisants non dépolarisants :
- Antécédent d'**hypersensibilité** à l'un des constituants ou de pathologie de la jonction neuromusculaire
- **Mivacurium** : existence d'un déficit congénital ou acquis en pseudocholinestérase, chez le nouveau-né de moins de 2 mois
- **Atracurium et rocuronium** : grossesse et allaitement

Suxaméthonium :
- **Hypersensibilité** au produit ou aux curares
- **Antécédent personnel ou familial d'hyperthermie maligne**
- **Maladie neuromusculaire** (myopathies, myotonie deSteinert)
- **Hyperkaliémie ou pathologie exposant à une fuite potassique majeure**
- **Déficit congénital ou acquis en pseudocholinestérases**
- Déconseillé en cas de **troubles du rythme, d'insuffisance cardiaque, de chirurgie à globe oculaire ouvert**

# ANESTHÉSIQUES LOCAUX

## Données pharmacologiques

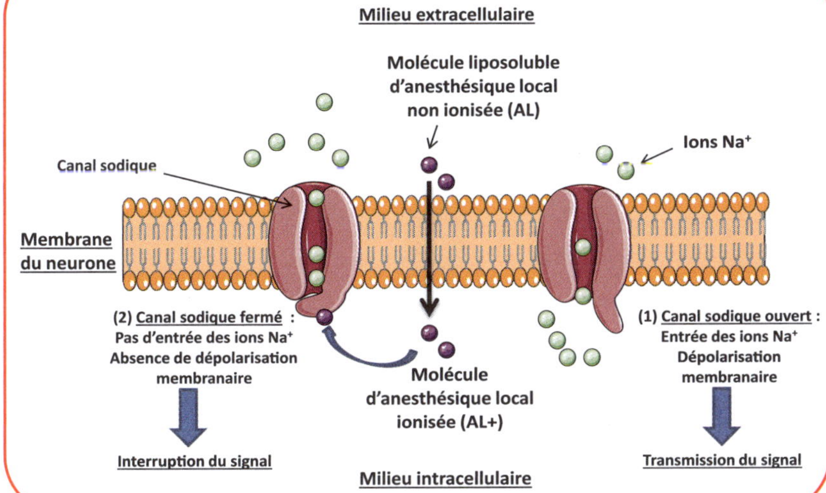


**Diminution réversible de la perméabilité des canaux voltage-dépendants aux ions $Na^+$**
(« effet stabilisant des membranes »)

→ Empêchent l'ouverture des canaux sodiques qui n'entrent plus dans la cellule nerveuse, la dépolarisation membranaire n'est plus possible

→ Interruption de la propagation des potentiels d'action

Coexistence de 2 familles :
- **Dérivés amino-amides**
- **Dérivés amino-esters**

## Indications

- Interventions chirurgicales
- Petite chirurgie
- Explorations endoscopiques
- Extractions dentaires

## Contre-indications et interactions médicamenteuses

- Tous : **hypersenbilité** au principe actif
- **Nourrisson de – 1 mois** (mépivacaïne)

## Effets indésirables

Troubles neurologiques : **crises convulsives** annoncées par **des troubles visuels, tremblements, acouphènes, goût métallique, logorrhée**

Accidents liés à un surdosage :
- **Troubles cardiovasculaires** (hypotension avec malaise vagal pouvant aller jusqu'au collapsus, troubles du rythme cardiaque, arrêt cardiaque)
- **Troubles neurologiques** (convulsions localisées puis généralisées, arrêt respiratoire exceptionnellement)

# Notes personnelles

# 10

# Médicaments de la diabétologie et maladies métaboliques

MÉDICAMENTS DE LA DIABÉTOLOGIE ET MALADIES MÉTABOLIQUES - SOMMAIRE

# 10.1 Insulines et analogues

## INSULINES ET ANALOGUES

### Données pharmacologiques

Produites par génie génétique = **insulines humaines biogénétiques recombinantes**
→ Certaines présentent une minime modification de la séquence d'acides aminés = **insulines analogues**

- Insulines ultra-rapides (passage en 5 min après injection) : passent rapidement dans la circulation sanguine, durée d'action entre 2 et 3 h, administrées au moment des repas
- Insulines d'action rapide (passage au bout de 30 min après injection) : action prolongée entre 6 et 8 h, administrées 20 à 30 min avant les repas
- Insulines d'action intermédiaire : action prolongée pendant 10 à 12 h
- Insulines d'action lente : durée d'action proche de 24 h, administration indépendante des repas mais pratiquée à heure régulière
- Formes « retard » (résorption retardée) : insuline en solution tampon, combinaison avec la protamine (insulines NPH), ou réalisation d'une microcristallisation (avec du zinc)

Toutes les présentations contiennent 100 UI d'insuline/mL
→ 1 UI (unité internationale) = 0,035 mg d'insuline humaine anhydre

### Indications

**Traitement du diabète insulino-dépendant** de type 1 et dans certaines formes évoluées du diabète de type 2

**Administrée par voie parentérale :**
- **Voie IV** (solution injectable) en cas de coma hyperglycémique
- **Voie SC** profonde en général, sous forme de suspension injectée (avec seringue, cartouche, stylos jetables) ou grâce à une pompe à insuline

### Contre-indications et interactions médicamenteuses

Hypersensibilité au médicament

Interactions :
- **Médicaments diminuant la glycémie et donc réduisant les besoins en insuline** : antidiabétiques oraux, inhibiteurs de la monoamine-oxydase (IMAO), bêtabloquants non sélectifs, inhibiteurs de l'enzyme de conversion de l'angiotensine (IEC), salicylés
- **Médicaments augmentant les besoins en insuline** : contraceptifs oraux, diurétiques thiazidiques, glucocorticoïdes, hormones thyroïdiennes, hormone de croissance

### Surveillance et conseils pratiques

Mesures hygiéno-diététiques à respecter (alimentation équilibrée, contrôlée en apports glucidiques, activité physique régulière)

Surveillance de l'efficacité et de la tolérance du traitement : glycémie capillaire (autosurveillance glycémique ASG) ; mesure de l'HbA1c (ou hémoglobine glyquée)

Hypoglycémie légère peut être corrigée par prise de sucre par voie orale

Hypoglycémie plus sévère ou coma hypoglycémique corrigés par injection SC ou IM de glucagon ou, si le patient n'y répond pas, par injection IV de sérum glucosé

Consommation d'alcool peut intensifier et prolonger l'effet hypoglycémiant de l'insuline

### Effets indésirables

| | |
|---|---|
| **Hypoglycémie** | Sensation de faim, sueurs, épuisement musculaire, troubles neuropsychiques, coma en cas de surdosage |
| **Réactions locales** | Prurit, induration et lipodystrophie locale |
| **Hypokaliémie** | Diminution de la concentration plasmatique en potassium |
| **Insulinorésistance** | Chez les patients atteints de diabète de type 2 traités par insuline, des taux plasmatiques plus élevés d'insuline sont nécessaires |

# Médicaments de la goutte

## MÉDICAMENTS DE LA GOUTTE

### Données pharmacologiques

2 mécanismes liés à une hyperuricémie :
- **Hyperproduction d'acide urique** : alimentation trop riche en protéines, destruction massive de cellules (ex. : leucémie)
- **Diminution de l'élimination rénale de l'acide urique** par altération du filtre rénal (causes les plus fréquentes)

**Allopurinol** : inhibiteur d'une enzyme qui participe à la synthèse de l'acide urique

**Colchicine** : possède un effet anti-inflammatoire et analgésique et soulage la crise de goutte

**Canakinumab** : anticorps monoclonal inhibiteur l'interleukine-1 modifiant le système immunitaire et réduisant l'inflammation

**Rasburicase** : uricolytique catalysant l'oxydation enzymatique de l'acide urique en allantoïne, substance hydrosoluble, facilement excrétée dans les urines

**Probénécide** : augmente l'élimination d'acide urique dans les urines

### Surveillance et conseils pratiques

**Traitement chronique à vie**

**Règles hygiéno-diététiques** permettent de diminuer l'intensité et la fréquence des crises de goutte

**Activité physique** conseillée pour perdre un excédent de poids

**Traitement diététique** (apport limité des aliments riches en purines comme les viandes, les fruits de mer, réduction des aliments gras) toujours associé à la limitation de la consommation d'alcool

**Boire 2 à 3 l d'eau/j** pour faciliter l'élimination rénale

Bien respecter les **posologies des médicaments** de la crise de goutte (colchicine)

### Effets indésirables

| | |
|---|---|
| **Allopurinol** | Réactions cutanées graves (syndromes de Lyell), syndromes d'hypersensibilité médicamenteuse survenant dans les deux mois qui suivent le début du traitement<br>➜ L'éruption cutanée impose l'arrêt immédiat du traitement |
| **Colchicine** | Nausées, vomissements, diarrhée et crampes abdominales<br>➜ Ces effets expliquent que la colchicine ne soit plus le premier médicament proposé pour soulager la douleur |
| **Fébuxostat** | Crises de gouttes, anomalies de la fonction hépatique, diarrhées, nausées, maux de tête, éruptions et oedèmes, rares réactions graves d'hypersensibilité au fébuxostat |

### Contre-indications et interactions médicamenteuses

**Colchicine** :
**insuffisance rénale et/ou hépatique**

**Interactions** : association **colchicine et macrolides ou pristinamycine** contre-indiquée

### Indications

**Traitement de fond de l'hyperuricémie** :
- **Allopurinol** et **fébuxostat** pour la prévention des récidives de goutte

➜ Fébuxostat permet de traiter les patients ayant une insuffisance rénale
- **Probénécide** utilisé dans le traitement de l'excès d'acide urique lorsqu'il est responsable de goutte, en cas d'intolérance ou de résistance aux autres traitements hypo-uricémiants

**Crise de goutte** :
- Traitement à bas de **colchicine** et/ou d'**anti-inflammatoires non stéroïdiens** (AINS) oraux (ibuprofène, naproxène) soulage les douleurs liées à la crise
- Anti-inflammatoires stéroïdiens (**glucocorticoïdes**) possibles (prednisone)
- **Canakinumab** : réservé à certains patients (ayant au moins 3 crises de goutte par an) en cas de contre-indication, d'intolérance ou d'échec des AINS, de la colchicine et d'utilisation inappropriée des glucocorticoïdes

# 10.3 Hypoglycémiants

## HYPOGLYCÉMIANTS

### Contre-indications et interactions médicamenteuses

- Hypersensibilité au médicament
- Insuffisance rénale sévère

### Indications

**Traitement du diabète de type 2** :
- Résulte d'une **mauvaise utilisation de l'insuline par l'organisme**
- Maladie favorisée par une **baisse de sensibilité des cellules à l'insuline** (insulinorésistance), notamment sous l'effet de l'obésité ou de la sédentarité
- Traitement de choix = **metformine** chez les patients en surpoids et **glibenclamide** chez les autres patients

### Surveillance et conseils pratiques

- Mesures hygiéno-diététiques à respecter (alimentation équilibrée, contrôlée en apports glucidiques, activité physique régulière)
- Surveiller la glycémie, les fonctions rénale et hépatique

### Données pharmacologiques

**Inhibiteurs des alpha-glucosidases (IAG)** : **inhibent l'action des alpha-glucosidases**, enzymes assurant l'absorption intestinale des sucres

**Sulfamides (aryl-sulfonyl-urées) hypoglycémiants** :
- Stimulent la **sécrétion d'insuline par les cellules ß** du pancréas en les sensibilisant à l'action du glucose
- Peuvent inhiber la sécrétion de glucagon et sensibiliser les tissus cibles à l'**action de l'insuline**

**Metformine** :
- Molécule de type biguanide qui potentialise les **effets de l'insuline**
- **Diminue l'hyperglycémie** sans risque d'hypoglycémie, car elle n'abaisse pas la glycémie du sujet sain
- Agit en présence d'insuline en favorisant l'**utilisation du glucose par les tissus**, en orientant le métabolisme cellulaire vers la glycolyse anaérobie et en inhibant la néoglucogenèse hépatique

**Inhibiteurs de SGLT-2** :
- Hypoglycémiants oraux induisant une glycosurie

➜ **Blocage des cotransporteurs sodium-glucose de type 2** (SGLT2) qui permettent la réabsorption tubulaire du glucose au niveau du néphron
- L'action de ces médicaments ne dépend ni de la présence d'insuline, ni de la sensibilité à l'insuline du tubule proximal

**Incrétino-mimétiques** :
- **Agonistes du récepteur au GLP-1** (Glucagon-like Peptide1) : hormone appartenant aux incrétines, sécrétée par le tube digestif lors d'une prise alimentaire qui stimule la sécrétion postprandiale d'insuline
- **Gliptines** : inhibent la dipeptidylpeptidase-4 (DPP-4) GLP-1 (Glucagon-like Peptide1) : enzyme qui inactive le GLP-1 (incrétine) et le glucose-dependant insulinotropic peptide ou GIP

➜ L'inhibition de la DPP-4 entraîne une augmentation importante de la concentration de GLP-1 et de GIP et une augmentation de la sécrétion d'insuline (+ diminution de la sécrétion de glucagon)

**Méglitinides (ou glinides)** : sécrétagogues oraux à action rapide qui stimulent la **sécrétion d'insuline** (liée au bon fonctionnement des cellules bêta des îlots pancréatiques)

➜ **Fermeture des canaux potassiques ATP-dépendants** de la membrane des cellules bêta et **ouverture des canaux calciques** induisant une sécrétion d'insuline

Effets indésirables

| | |
|---|---|
| **Communs : hypoglycémie** | Sensation de faim, sueurs, épuisement musculaire, troubles neuropsychiques, coma en cas de surdosage |
| **Sulfamides** | Troubles digestifs (nausées, vomissements, cholestase), troubles sanguins (anémie hémolytique, thrombocytopénie) |
| **Metformine** | Acidose lactique (signes : crampes, troubles digestifs, douleurs abdominales intenses, asthénie), hypoglycémie lorsqu'elle est utilisée en association avec d'autres hypoglycémiants (insuline, glinides)<br>Troubles digestifs fréquents surtout en début de traitement (nausées, vomissements, diarrhées, douleurs abdominales, goûts métalliques dans la bouche), pertes de poids, diminution de l'absorption de la vitamine B12 |
| **Inhibiteurs des alpha-glucosidases** | Troubles digestifs fréquents (diarrhée, nausées, douleurs abdominales) |
| **Méglitinides** | Troubles digestifs (diarrhée, constip tion, nausées, vomissements, douleurs abdominales) |
| **Agonistes du GLP-1** | Troubles digestifs (nausée, vomissement, diarrhée, dyspepsie, diminutions de l'appétit, reflux gastro-oesophagien), nervosité, sensation vertigineuse, céphalées, asthénie ; hyperhidrose, eruptions cutanées et hypersensibilité, insuffisance rénale, pancréatite, cancers du pancréas sous exénatide), goitres et augmentation des concentrations plasmatiques de calcitonine et cancers de la thyroïde (liraglutide) |
| **Gliptines** | Balance bénéfices-risques défavorable<br>Manifestations digestives (nausées et constipations), céphalées, myalgies, infections urinaires et des voies respiratoires hautes, troubles de l'immunité avec risque d'immunodépression, inflammation du pancréas, réactions d'hypersensibilité graves avec réaction anaphylactique et syndrome de Stevens-Johnson, pancréatites aiguës et cancers du pancréas (saxagliptine) |
| **Inhibiteurs de SGLT-2** | Infections génito-urinaires, dyslipidémies, dysurie et polyurie, infections cutanées graves au niveau du périnée, acidocétoses, augmentation du risque d'amputation des orteils |

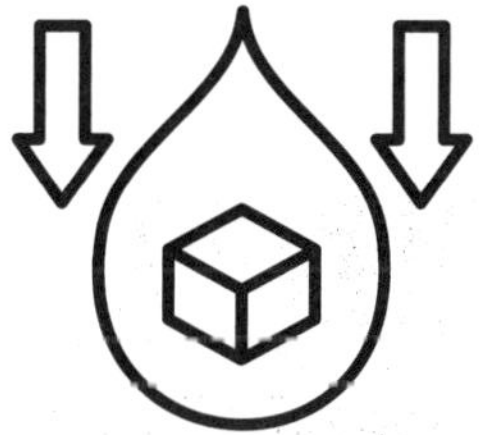

# 10.4 Hypolipémiants

# HYPOLIPÉMIANTS

*= Médicaments visant à diminuer le taux sanguin de cholestérol*

## Indications

**Lomitapide** : indiqué en complément d'un **régime alimentaire pauvre en graisses** et d'autres **médicaments hypolipémiants**, avec ou sans aphérèse des lipoprotéines de basse densité (LDL), chez des patients adultes présentant une hypercholestérolémie familiale homozygote (HFHo confirmée par un test génétique dans toute la mesure du possible)

**Hypercholestérolémie** : tous

**Hypertriglycéridémie** : fibrates

**Statines** : en prévention primaire (avant un accident), les statines réservées aux personnes qui sont à haut risque, cumulant plusieurs facteurs de risque tels qu'un **diabète**, une **HTA**, un **tabagisme**

**Alirocumab, Évolocumabvolocumab et Ézétimibe** = hypercholestérolémie primaire (hétérozygote familiale et non familiale) ou dyslipidémie mixte :
- **En association avec une statine seule ou une statine avec d'autres thérapies hypolipémiantes** chez les patients ne pouvant atteindre leur objectif de LDL-C, sous statine à dose maximale tolérée
- **Seul ou en association avec d'autres thérapie shypolipémiantes** chez les patients intolérants aux statines, ou chez qui les statines sont contre-indiquées

## Surveillance et conseils pratiques

Règles hygiéno-diététiques pour diminuer les apports de cholestérol

Traitement diététique toujours associé à une activité physique régulière

Prise en charge des facteurs de risques associés nécessaires (tabagisme, diabète de type 2, HTA)

## Données pharmacologiques

Diminution de la production hépatique de cholestérol : Statines (Atorvastatine, Fluvastatine, Pitavastatine, Pravastatine, Rosuvastatine, Simvastatine)

Inhibiteurs de l'absorption intestinale du cholestérol : Ézétimibe

Augmentation du nombre de récepteurs au cholestérol : anticorps monoclonaux (Alirocumab, Évolocumab)

Diminution de la sécrétion des lipoprotéines : Lomitapide

Augmentation de l'élimination naturelle du cholestérol
- **Fibrates** : Bézafibrate, Ciprofibrate, Fénofibrate, Gemfibrozil
- **Résines échangeuses d'ions** : Colestyramine

Inhibition de la production d'apolipoprotéine : Valanesorsent

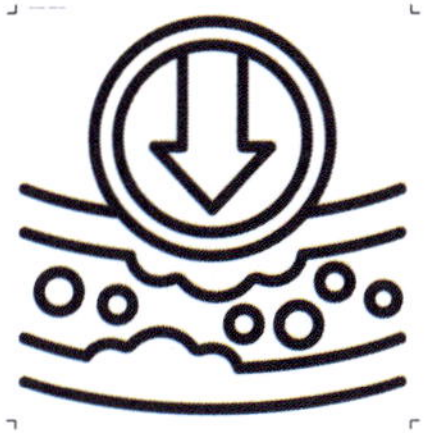

## Contre-indications et interactions médicamenteuses

**Insuffisance hépatique et obstruction des voies biliaires** : résines et fibrates

**Affection hépatique évolutive** : statines

**Grossesse, allaitement** : statines

**Insuffisance hépatique** : ézétimibe (en association à une statine)

**Interactions** :
- Provocation par les **résines** d'interactions par réduction de la résorption intestinale de nombreux médicaments, en particulier les anticoagulants de type AVK (antivitamines K)
- L'administration concomitante des **statines** avec des inhibiteurs du CYP3A4 (itraconazole, kétoconazole, inhibiteurs de protéases du VIH, érythromycine, clarithromycine, télithromycine…) est contre-indiquée

## Effets indésirables

| | |
|---|---|
| **Résines** | Constipation et sensation de ballonnement |
| **Fibrates** | Troubles digestifs, rashs cutanés, élévation des transaminases, myalgies diffuses et rabdomyolyse (exceptionnel) |
| **Statines** | Toxicité hépatique (augmentation des transaminases).<br>➜ Provoquent des myalgies (toxicité musculaire) et très rarement une rabdomyolyse avec insuffisance rénale aiguë favorisée par l'érythromycine, l'itraconazole, la ciclosporine et les fibrates |
| **Ézétimibe** | Maux de tête, douleur abdominale, diarrhée, ballonnements, fatigue<br>Crampes, douleurs articulaires, douleurs cervicales, digestion difficile, aigreur d'estomac, perte de l'appétit, bouffée de chaleur, hypertension artérielle, fatigue<br>Étourdissements, essoufflement, faiblesse musculaire persistante, réaction allergique, hépatite<br>Si associé à une statine : maux de tête, fourmillements des extrémités, bouche sèche, démangeaisons, éruption cutanée, douleur musculaire, mal de dos, jambes lourdes, élévation des transaminases |
| **Alirocumab** | Affections des voies aériennes supérieures (douleurs oropharyngées, rhinorrhées, éternuements)<br>Affections de la peau et du tissu sous-cutané (prurit, urticaire)<br>Réactions au site d'injection (érythème/rougeur, démangeaisons, gonflement, douleur/sensibilité) |

## Notes personnelles

# Médicaments analgésiques et de la réaction inflammatoire

MÉDICAMENTS ANALGÉSIQUES ET DE LA RÉACTION INFLAMMATOIRE - SOMMAIRE

# 11.1 Analgésiques/antalgiques périphériques

**ANALGÉSIQUES/ ANTALGIQUES PÉRIPHÉRIQUES**

*= Médicaments diminuant la douleur par réduction de la synthèse périphérique des substances algogènese*

## Données pharmacologiques

Correspondent aux médicaments figurant au niveau du palier I de l'analgésie de la classification de l'OMS

→ Prostaglandines = substances potentialisant l'action de nombreux médiateurs (histamine, sérotonine, cytokines) qui induisent la douleur et l'inflammation

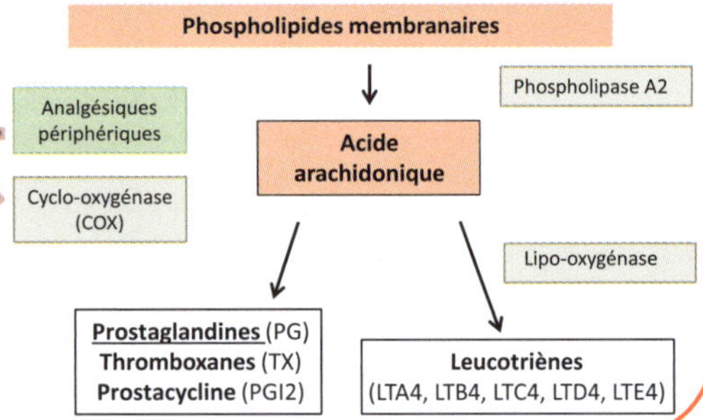


Paracétamol : antipyérique et analgésique

Anti-inflammatoires non stéroïdiens (AINS) : analgésiques, anti-inflammatoires, antipyrétiques, anti-agrégants plaquettaires

## Indications

**Paracétamol** :
- Analgésique possédant des **propriétés antipyrétiques** , indiqué dans le traitement des douleurs faibles ou modérées et dans le traitement de la fièvre
- Constitue le **traitement analgésique de 1re intention** chez l'enfant ou le nourrisson
- Utilisation chez la **femme enceinte ou allaitante** possible

**Anti-inflammatoires non stéroïdiens (ou AINS)** :
- Prescrits, **seuls ou en association avec d'autres analgésiques**, lors de douleurs faibles ou modérée
- Constituent un **traitement de 2nd choix, après le paracétamol**, en raison de leurs effets indésirables, sauf si les douleurs sont liées à une inflammation

## Surveillance et conseils pratiques

En cas d'automédication (paracétamol), **ne pas poursuivre le traitement sans avis médical si persistance des douleurs**

Mise en garde sur les effets indésirables fréquents ou toxiques avec les anti-inflammatoires non stéroïdiens

Administration des AINS au cours de repas pour limiter l'agression gastrique

# Analgésiques/antalgiques périphériques

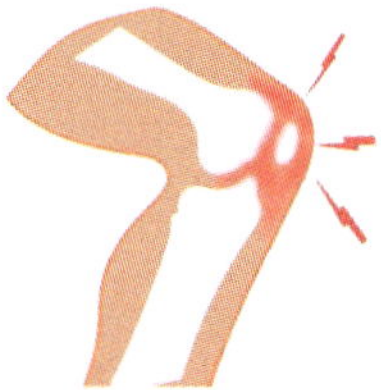

**Contre-indications et interactions médicamenteuses**

- **Hypersensiblité** au médicament : paracétamol, AINS
- **Grossesse** : AINS
- **Pathologies digestives** : AINS (ulcère gastro-duodénal évolutif)
- **Insufisance hépatocellulaire** : paracétamol
- **Antécédents de saignements ou de perforation digestifs** : AINS

**Interactions** :
- **Association de 2 AINS** majore les effets indésirables par interaction synergique
- **Ne pas associer les AINS avec les antithrombotiques** : risque de saignements augmenté
- **Ne pas associer les AINS au méthotrexate** : augmentation de la toxicité hématologique du méthotrexate

**Effets indésirables**

| | |
|---|---|
| **Paracétamol** | • Bien toléré aux doses thérapeutiques<br>• Effets indésirables rares aux doses usuelles, mais potentiellement graves<br>• En cas d'intoxication sévère, une hépatite avec insuffisance hépatocellulaire évoluant vers l'encéphalopathie hépatique peut survenir |
| **AINS** | Effets digestifs bénins, ulcères gastro-intestinaux, hémorragies digestives, réactions allergiques, effets cardiovasculaires et accidents rénaux |

# 11.2 Anti-inflammatoires non stéroïdiens (AINS)

## ANTI-INFLAMMATOIRES NON STÉROÏDIENS (AINS)

### Indications

Possèdent plusieurs effets : analgésique, anti-inflammatoire, antipyrétique et antiagrégant plaquettaire

**Pathologies rhumatologiques et inflammatoires**

**Douleurs faibles** : effet analgésique de palier I (traumatismes, douleurs dentaires ou postopératoires)

**Fièvre chez l'enfant** : ibuprofène et kétoprofène seuls AINS appartenant aux dérivés arylcarboxyliques, ayant une autorisation de mise sur le marché (AMM) pour cette indication (kétoprofène à usage pédiatrique sur la liste II)

**Traitement de la rectocolite hémorragique et de la maladie de Crohn** : anti-inflammatoires intestinaux (mésalazine, olsalazine, sulfasalazine)

### Données pharmacologiques

Inhibiteurs des enzymes de type cyclo-oxygénase (COX) responsables de la synthèse des prostaglandines, médiateurs pyrogènes de la réaction inflammatoire

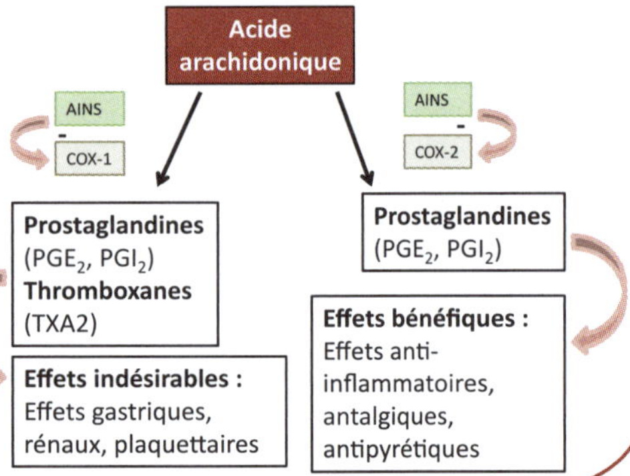


**Inhibition des COX-1 et COX-2** : groupes des salicylés, arylcarboxyliques

**Inhibition préférentielle COX-2/COX-1** : étodolac, méloxicam

**Inhibition sélective de COX-2** : groupe des coxibs

### Effets indésirables

| | |
|---|---|
| **Inhibiteurs de la COX-1** | Effets communs : effets digestifs bénins, ulcères gastro-intestinaux, hémorragies digestives, réactions allergiques, réactions cutanées (syndromes de Lyell ou de Stevens-Johnson), accidents rénaux |
| **Aspirine** | Syndrome de Reye |
| **Coxibs** | • Réactions cutanées<br>• Risque cardiovasculaire accru : infarctus du myocarde, arrêt cardiaque, troubles du rythme<br>• Risque digestif accru : lésions ulcéreuses avec perforations et hémorragies. céphalées, hypotension orthostatique, troubles digestifs, vertiges et démangeaisons |

# Anti-inflammatoires non stéroïdiens (AINS)

## Contre-indications et interactions médicamenteuses

- Ulcère gastroduodénal évolutif
- Insuffisances hépatocellulaire, cardiaque, rénale sévères
- Antécédent d'accident vasculaire cérébral
- Grossesse
- Coxibs : cardiopathie ischémique, artériopathie périphérique
- Interactions :
  - **Ne pas associer les AINS entre eux,** ni lors du traitement par méthotrexate
  - **Déconseillés en cas de prise d'anticoagulants oraux** (AVK) ou d'**héparine**, avec les diurétiques inhibiteurs de l'enzyme de conversion (IEC), avec les antidépresseurs inhibiteurs sélectifs de la recapture de la sérotonine (ISRS)

## Surveillance et conseils pratiques

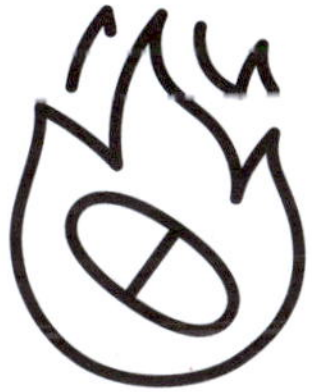

- Administration au cours de repas pour limiter l'agression gastrique
- Éviter l'exposition solaire de la zone traitée pendant le traitement et 2 semaines après l'arrêt, en particulier avec kétoprofène (forme gel pour application locale)
- Prévenir le médecin en cas d'effets indésirables digestifs qui imposent parfois l'arrêt du traitement
- Éviter l'application des gels sous pansement occlusif et se laver les mains après application
- Association de 2 AINS inutile (efficacité non améliorée et effets indésirables additionnés)
- Action rapide et suspensive disparaît à l'arrêt de la prise des AINS

# 11.3 Glucocorticoïdes

## GLUCOCORTICOÏDES

*= Dérivés non halogénés du cortisol ou dérivés halogénés, méthylés ou non*

### Surveillance et conseils pratiques

- Traitement le plus court possible, avec administration préférentielle le matin
- Si traitement supérieur à 3 mois : **arrêt de la corticothérapie très progressive par paliers** (évite le phénomène de rebond ou une insuffisance surrénale aiguë)
- Apport sodé réduit ou modéré car une rétention hydrosodée est habituelle, responsable en partie d'une élévation éventuelle de la pression artérielle
- Supplémentation potassique justifiée uniquement si **traitements à fortes doses**, sur une **longue durée** ou **en cas de risque de troubles du rythme** ou d'**associations à un traitement hypokaliémiant**
- Apport en calcium et vitamine D systémique pour prévenir la déminéralisation osseuse

### Indications

- **Pathologies rhumatismales chroniques**
- **Allergies** (rhinites, asthme, dermites)
- **Prévention du rejet des greffes**
- **Traitement antiémétique associé à la chimiothérapie anticancéreuse**

### Contre-indications et interactions médicamenteuses

- Hypersensiblité au médicament
- Traitements oculaires : contre-indiqués en cas de glaucome ou de kératite herpétique
- Injections intra-articulaires : contre-indiquées si fracture ou si traitement anticoagulant
- Interactions :
  - Ne pas associer aux **diurétiques** qui diminuent la **kaliémie**, aux médicaments (**digitaliques**) qui induisent des effets indésirables lorsque la kaliémie baisse, aux inducteurs enzymatiques (**carbamazépine, phénobarbital, rifampicine, phénytoïne**) et au **lithium** (dosage de la lithiémie à surveiller)
  - Peuvent augmenter la glycémie : attention aux traitements **antidiabétiques**

### Données pharmacologiques

Cortisol et cortisone = glucocorticoïdes naturels possédant une action anti-inflammatoire, des effets s'exerçant sur l'équilibre hydrominéral (rétention de $Na^+$ et fuite de $K^+$) et sur les glucides (action hyperglycémiante)

Glucocorticoïdes de synthèse :

- **Augmentent la production de protéines anti-inflammatoires**, en particulier la lipocortine 1 qui possède une activité anti-phospholipase A2
  → La production des médiateurs de l'inflammation est alors diminuée
- **Diminuent la transcription des gènes codant de nombreuses cytokines inflammatoires** (IL-1, IL-2, IL-6...), codant des molécules d'adhésion (ICAM-1) ou permettant la production de chimiokines responsables de la migration et du chimiotactisme
- **Inhibent la dégranulation des basophiles et des mastocytes** : propriété antiallergique

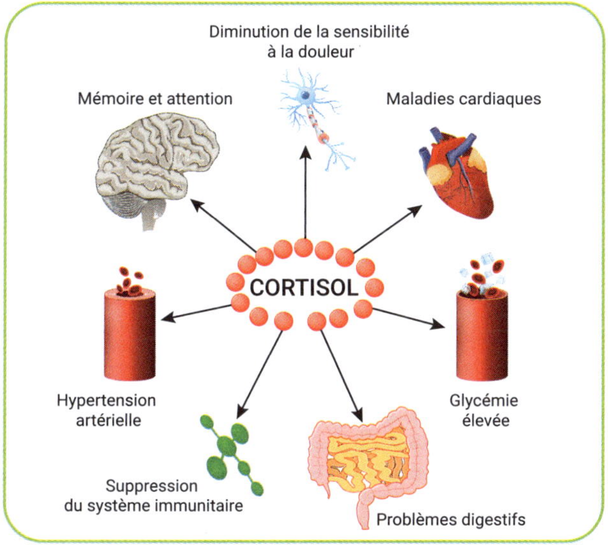


Les effets du cortisol

Effets indésirables

| | |
|---|---|
| **Neuropsychiques** | Effet orexigène avec prise de poids, agitation, anxiété et insomnie, dépression psychique en cas d'arrêt brutal du traitement avec phénomène de sevrage |
| **Hématologiques** | Diminution du nombre de lymphocytes, augmentation du nombre de polynucléaires neutrophiles, stimulation de l'érythropoïèse, thromboses |
| **Digestifs** | Stimulation de la sécrétion gastrique, gastralgie et ulcère gastro-duodénal, pancréatite |
| **Cardiovasculaires** | Hypertension artérielle |
| **Désordres hydroélectrolytiques** | Hypokaliémie, rétention hydrosodée |
| **Osseux** | Fragilisation ou ostéoporose |
| **Musculaires et cutanés** | Fonte musculaire, crampes, acné, érythrose |
| **Endocriniens** | Retard ou arrêt de croissance chez l'enfant, crise d'Addison |
| **Immunosuppression** | Aggravation d'infections bactériennes lorsque le traitement antibiotique est absent ou inefficace |

## Notes personnelles

12

# Médicaments de l'endocrinologie

MÉDICAMENTS DE L'ENDOCRINOLOGIE - SOMMAIRE

# 12.1 Médicaments de la thyroïde

## MÉDICAMENTS DE LA THYROÏDE

*= Permettent de contenir ou de contrôler les pathologies touchant la glande thyroïde (hyperthyroïdie et hypothyroïdie)*

### Données pharmacologiques

- En cas d'hyperthyroïdie : médicaments antithyroïdiens ou irradiation par iode radioactif empêchent la production des hormones déjà en excès
- En cas d'hypothyroïdie : hormones thyroïdiennes de synthèse pour suppléer le système défaillant

Antithyroïdiens de synthèse (dérivés imidazoles soufrés et thioruraciles) : bloquent l'**hormonogenèse thyroïdienne** en inhibant l'organification de l'iode
→ Provoquent une hypersécrétion de la TSH

Hormones thyroïdiennes (LT4, LT3) : complètent ou se substituent aux hormones thyroïdiennes (la T4 surtout) en cas d'**insuffisance de production par la thyroïde**

Iode radioactif 131 (iodure de sodium) : incorporé par la **glande thyroïde**, affaiblit la production des hormones thyroïdiennes

### Indications

Antithyroïdiens de synthèse :
- Indiqués dans le **traitement des hyperthyroïdies**
- Constituent le **traitement de 1er choix de la maladie de Basedow**
- Utilisés dans les **hyperfonctionnements thyroïdiens** liés aux nodules toxiques, aux goitres multinodulaires secondairement toxiques

Hormones thyroïdiennes :
- En traitement substitutif des **hypothyroïdies**
- En traitement d'appoint pour freiner la **sécrétion de TSH** dans certaines circonstances, associées ou non à une hypothyroïdie
- En traitement d'appoint dans le traitement des **résistances périphériques aux hormones thyroïdiennes**

Iode-131 :
- En traitement de **l'hyperthyroïdie** (maladie de Basedow, goitre multinodulaire toxique ou nodules autonomes)
- En traitement du **carcinome thyroïdien**
- Peut être associé à une **intervention chirurgicale** ou aux **antithyroïdiens de synthèse**

### Surveillance et conseils pratiques

Alimentation devant être adaptée au type de pathologie thyroïdienne (aliments déconseillés, aliments à consommer de préférence)

Prendre les hormones thyroïdiennes à distance des résines échangeuses d'ions ou des agents topiques gastro-intestinaux (au moins 2 h)

Surveillance du traitement : dosage biologique du médicament pour adapter la posologie

Surveillance biologique du taux d'anticorps antirécepteurs de la TSH

**Contre-indications et interactions médicamenteuses**

Interactions :
- Association des **hormones thyroïdiennes aux résines échangeuses d'ions ou aux agents topiques gastro-intestinaux** (adsorbants, antiacides)
→ diminution de l'activité des hormones thyroïdiennes
- **Inducteurs enzymatiques** (phénytoïne, rifampicine, carbamazépine) et **inhibiteurs de protéases** peuvent diminuer l'effet des hormones thyroïdiennes
- Certains médicaments doivent être arrêtés quelques semaines **avant l'administration d'iode 131** : salicylés, glucocorticoïdes, anticoagulants, antihistaminiques, pénicillines, benzodiazépines, amiodarone

Antithyroïdiens de synthèse : **cancer TSH** dépendant de la thyroïde, insuffisance hépatique, allaitement et d'affections hématologiques graves préexistantes

Iode-131 : **grossesse et allaitement**, chez les patients qui présentent des troubles digestifs profonds (dysphagie, sténoses, gastrite ou ulcère, ralentissement de la motricité du tube digestif)

Hormones thyroïdiennes : **hyperthyroïdie, syndrome coronarien aigu ou myocardite aiguë**

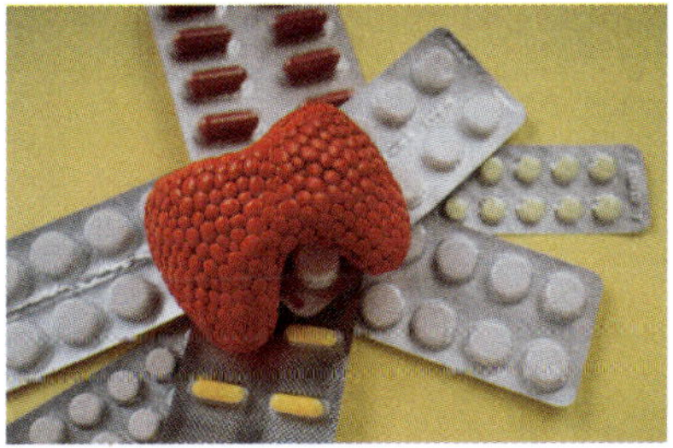

**Effets indésirables**

| | |
|---|---|
| **Antithyroïdiens de synthèse** | Nausées, céphalées, arthralgies, troubles gastriques, éruptions cutanées et prurit<br>Effets hématologiques et du système lymphatique, saignements, troubles digestifs et troubles hépatiques, affections de la peau, hypothyroïdies, hypersensibilité et réactions allergiques |
| **Hormones thyroïdiennes** | Réactions d'hypersensibilité : urticaire, prurit, angiœdème, dyspnée, érythème, aggravation d'une cardiopathie<br>Signes d'hyperthyroïdie : tachycardie, tremblements, troubles du rythme cardiaque, insomnie, excitabilité, élévation de la température, sueurs, amaigrissement rapide, diarrhée<br>Hypercalciurie chez l'enfant |
| **Iode-131** | Hypothyroïdie, hyperthyroïdie transitoire, troubles des glandes salivaires et lacrymales, et effets locaux des rayonnements |

# 12.2 Médicaments contraceptifs

**MÉDICAMENTS CONTRACEPTIFS**

*= À base d'oestrogènes et de progestatifs (progestatifs parfois utilisés seuls et oestrogènes toujours associés aux progestatifs)*

## Données pharmacologiques

Médicaments oraux œstroprogestatifs : contraceptifs oraux combinés (COC) :
- **Monophasiques** (composition identique de tous les comprimés)
- **Biphasiques** (comportant 2 types de comprimés avec 2 paliers pour la dose d'estrogène et de progestatif)
- **Triphasiques** (comportant 3 types de comprimés avec 3 paliers pour la dose d'estrogène et de progestatif)
- **Multiphasiques** (comportant plus de 3 types de comprimés donc plus de 3 paliers pour la dose d'estrogène et de progestatif)

➜ **Agissent au niveau central en inhibant les sécrétions hormonales de l'axe hypothalamo-hypophysaire et bloquent ainsi l'ovulation**

- Autres contraceptifs oraux : renferment uniquement un progestatif microdosé
- Progestatif :
  - bloque incomplètement l'ovulation
  - épaissit la glaire cervicale et la rend imperméable aux spermatozoïdes
  - provoque une atrophie de l'endomètre de l'utérus, le rendant non réceptif à la nidation

## Indications

**Médicaments oraux œstroprogestatifs (COC)** : un des moyens les plus efficaces pour la prévention des grossesses non désirées

**Contraceptifs oraux progestatifs à faible dose** : peuvent être indiqués aux patientes, en particulier chez celles présentant des contre-indications à l'usage des pilules combinées

**Contraception hormonale d'urgence**

## Contre-indications et interactions médicamenteuses

Facteurs de risques thromboemboliques

Interactions :
- **Éthinylestradiol** : puissant inducteur enzymatique qui accélère le métabolisme d'autres médicaments (rifampicine, antiépileptiques et barbituriques)
  ➜ Ces derniers peuvent induire également le métabolisme de l'éthinylestradiol
- **Certains médicaments** peuvent perturber le cycle entérohépatique de l'éthinylestradiol (pénicillines A, tétracyclines, chloramphénicol)
- **La colestyramine** peut diminuer sa résorption intestinale

**Surveillance et conseils pratiques**

- Prise de la pilule sans oubli, à horaires fixes
- Effets indésirables : surviennent plus ou moins rapidement, sans gravité généralement
  → En cas de persistance et/ou d'aggravation de ces effets, **consulter le prescripteur pour modifier le traitement contraceptif**
- Pilules (liste I) délivrées par le pharmacien sur prescription médicale (médecin, sage-femme) pour 3 mois de traitement
- IDE autorisés à renouveler une prescription de pilules contraceptives datant de moins d'1 an, pour une durée de 6 mois maximum
- Contraception d'urgence obtenue gratuitement en pharmacie sans ordonnance médicale

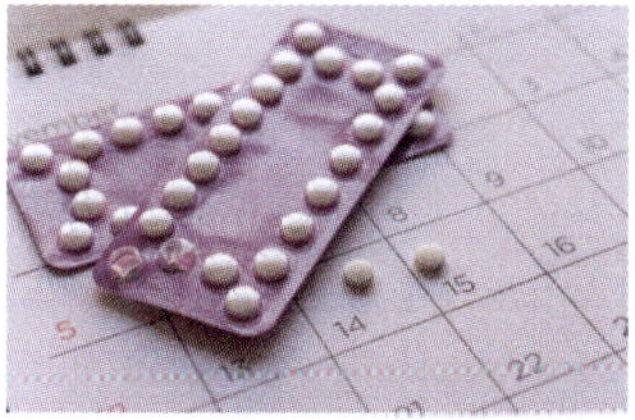

**Effets indésirables**

| | |
|---|---|
| **Estroprogestatifs** | Acné, prise de poids, nausées, mastodynies, dysménorrhée, aménorrhée et méno-métrorragies<br>Augmentation du risque d'accident thromboembolique artériel ou veineux, du risque de cancer du sein et du col de l'utérus<br>COC de 3e génération (C3G, contenant du désogestrel, du gestodène ou du norgestimate) et de 4e génération (C4G, contenant de la chlormadinone la drospirénone, du diénogest ou du nomégestrol) : risque accru d'accident thromboembolique veineux par rapport aux COC de 2e génération (C2G) |
| **Progestatifs** | Réapparition d'acné chez certaines patientes, prise de poids chez les patientes prédisposées<br>Troubles des règles (irrégularité, saignements entre les règles) |

# 12.3 Médicaments de l'axe hypothalamo-hypophysaire

**MÉDICAMENTS DE L'AXE HYPOTHALAMO-HYPOPHYSAIRE**

*= Médicaments correcteurs des troubles endocriniens (hypothalamus/hypophyse) avec hormones ou analogues se substituant aux hormones naturelles ou s'opposant à l'action des hormones naturelles*

## Données pharmacologiques

**Tétracosactide** : polypeptide possédant les **propriétés stimulantes de l'ACTH** (hormone antéhypophysaire) sur la corticosurrénale
➜ Stimule la sécrétion des hormones corticosurrénaliennes naturelles (glucocorticoïdes, hormones androgènes et estrogènes protéino-anabolisantes, aldostérone)

**Inhibiteurs de la libération de la prolactine** : **activent le tonus dopaminergique** inhibiteur de la libération de prolactine
➜ Agonistes spécifiques des récepteurs D2 (lisuride, cabergoline, quinagolide, bromocryptine)

- **Somatropine** : maintient la **composition corporelle normale** en augmentant la rétention azotée, en stimulant la croissance du muscle squelettique et en mobilisant les graisses corporelles
- **Pegvisomant** : analogue de l'hormone de **croissance humaine** qui possède une action antagoniste du récepteur de l'hormone de croissance

**Desmopressine** : analogue structural de **synthèse de la vasopressine** (hormone antidiurétique naturelle)
➜ Agoniste sélectif des récepteurs V2 de la vasopressine au niveau des cellules des tubes collecteurs du rein
➜ Activité antidiurétique augmentée et prolongée, activité vasopressive très réduite

**Oxytocine** : ocytocique de synthèse mimant les actions de l'**hormone ocytocique post-hypophysaire naturelle**
➜ Augmente la fréquence et l'intensité des contractions utérines

**Gonadotrophines** : agissent au **niveau ovarien** et concourent à la **maturation des follicules et à l'ovulation**
➜ Le clomifène se fixe sur les récepteurs œstrogéniques de l'hypothalamus, supprime l'effet freinateur des œstrogènes et aboutissant à une stimulation des sécrétions hypophysaires de FSH et de LH

**Analogues de la GnRH (Gonadotrophine ReleasingHormone) naturelle** :
- Agissent soit en **diminuant la sécrétion gonadotrope** (leuproréline), supprimant par conséquent les fonctions testiculaires chez l'homme et la sécrétion d'estradiolgonadique chez la femme
- Agissent soit en **stimulant la sécrétion gonadotrope** (gonadolibérine) et la **libération de LH et de FSH**

**Somatostatines** : analogues de synthèse de la **somatostatine naturelle**
➜ Inhibent la sécrétion de l'hormone de croissance, les sécrétions exocrines et endocrines du tractus digestif et inhibent la motilité gastrique et intestinale

## Surveillance et conseils pratiques

**Bonne hygiène de vie** (alimentation équilibrée, activité physique régulière)

## Indications

| | |
|---|---|
| Tétracosactide | Prise en charge des **explorations de la corticosurrénale ou du syndrome de West** (spasme infantile) |
| Somatropine | Chez l'enfant dans les **retards de croissance** et chez les d'adultes dans le traitement substitutif chez les adultes présentant un **déficit somatotrope sévère** |
| Pegvisomant | **Acromégalie** chez des patients adultes |
| Desmopressine | **Diabètes insipides, énurésies** (par voie orale), **accidents hémorragiques** (voie parentérale) |
| Oxytocine | **Atonies utérines hémorragiques** du post-partum, pour induire la rétractation utérine après chirurgie obstétricale et dans les insuffisances de contractions utérines en cours de travail |
| Leuproréline | **Cancers de la prostate et du sein, endométrioses, fibromes utérins ou pubertés précoces** |
| Gonadoréline | **Induction de l'ovulation** pour le traitement de la stérilité dans les anovulations d'origine hypothalamique |
| Somatostatines | **Acromégalies, tumeurs carcinoïdes, fistules digestives postopératoires, ruptures de varices œsophagiennes** |
| Gonadotrophines et clomifène | **Induction de l'ovulation, hypofertilités** |
| Inhibiteurs de la prolactine | **Hyperprolactinémie**, pour supprimer la lactation ou dans le traitement de la maladie de Parkinson |

13

# Médicaments de l'oncologie

MÉDICAMENTS DE L'ONCOLOGIE - SOMMAIRE

# 13.1 Principales classes de médicaments anticancéreux

**PRINCIPALES CLASSES DE MÉDICAMENTS ANTICANCÉREUX**

## Éléments de classification

1. **Chimiothérapies cytotoxiques**
   - Cible (synthèse des acides nucléiques) : **antimétabolites, inhibiteurs des ADN-topoisomérases**
   - Cible (structure de l'ADN) : **alkylants, intercalants, scindants**
   - Cible (protéines intervenant lors de la mitose) : **antimitotiques** ou « **poisons du fuseau** »
2. **Thérapies ciblées et anticorps monoclonaux**
3. **Hormonothérapie**

## Thérapies ciblées

- Inhibiteurs de protéine kinase
- Anticorps monoclonaux et conjugués
- Inhibiteurs de l'angiogenèse

## Antimétabolites

Analogues structuraux de métabolites afin de détourner une ou plusieurs voies nécessaires à la synthèse de l'ADN

- **Antipurines** : Mercaptopurine, Tioguanine, Fludarabine, Cladribine, Pentostatine, Nélarabine, Clofarabine
- **Antipyrimidines** = Fluorouracile ou 5-FU, Capécitabine, Cytarabine ou Ara-C, Cytarabine + Daunorubicine, Gemcitabine, Azacitidine, Trifluridine + tipiracil
- **Hydroxyurée**
- **Antifoliques** : Méthotrexate, Raltitrexed, Pémétrexed

## Inhibiteurs des ADN-topoisomérases

Stabilisent le complexe de clivage enzyme/ADN, empêchent l'étape de re-ligation et provoquent une coupure définitive des brins d'ADN

- Inhibiteurs de topoisomérase I : Irinotecan, Topotecan
- Inhibiteurs de topoisomérase II : Étoposide

## Agents scindants

Modifient la structure de l'édifice macromoléculaire de l'ADN par l'établissement de cassures à l'intérieur des brins d'ADN et entraînent la mort de la cellule (Blémoycine)

# Principales classes de médicaments anticancéreux



## Agents alkylants

Forment des liaisons covalentes sur avec les bases azotées de l'ADN (« adduits ») et inhibent la réplication et la transcription de l'ADN

- Moutardes à l'azote = Cyclophosphamide, Melphalan, Chlorambucil, Ifosfamide, Estramustine, Bendamustine, Chlorméthine
- Aziridines = Thiotepa, Altrétamine
- Sels de platine = Cisplatine, Carboplatine, Oxaliplatine
- Nitroso-urées = Carmustine, Lomustine, Streptozocine, Fotemustine
- Tétrazines = Procarbazine, Dacarbazine, Témozolomide
- Autres = Busulfan, Pipobroman, Trabectédine

## Hormonothérapie

2 types de stratégies antihormonales :

- **Inhibition de la sécrétion endogène de l'hormone concernée**
- **Blocage du récepteur de l'hormone**

### Cancer de la prostate

- Analogues de la GnRH
- Antagonistes de la GnRH
- Anti-androgènes
- Régulateurs de la synthèse de testostérone

### Cancer du sein

- Analogues de la GnRH
- Anti-aromatases
- SERM et anti-oestrogènes

## Agents interagissant avec les protéines

- Alcaloïdes de la pervenche : Vinblastine, Vincristine, Vindésine, Vinflunine, Vinorelbine
- Taxanes : Paclitaxel, Docétaxel, Cabazitaxel
- Autres : Éribuline, Asparaginase

## Agents intercalants

S'intercalent entre les paires de bases des acides nucléiques, empêchent la progression des enzymes de réplication ou de transcription

- Anthracyclines : Daunorubicine, Doxorubicine, Adriamycine, Épirubicine, Idarubicine
- Anthracène-dione : Mitoxantrone
- Autres : Amsacrine, Dactinomycine

# 13.2 Administration des médicaments anticancéreux

**ADMINISTRATION DES MÉDICAMENTS ANTICANCÉREUX**

## Règles d'administration

Association de plusieurs médicaments cytotoxiques, à toxicité différente : effet synergique

Protocole : nature et modalités d'administration des médicaments associés dans un traitement
→ S'appuie :
- soit sur une **prise quotidienne** (cas des protocoles par voieorale)
- soit sur des **cures** : traitement sur plusieurs jours suivis d'une période de repos

## Complications liées à l'administration parentérale

- Infections
- Hématome
- Obstruction d'un cathéter
- Extravasation
- Pneumothorax

## Voies et dispositifs d'administration

Chambre implantable : cathéter veineux installé sous la veine jugulaire ou sous-clavière, puis raccordé à un réservoir (= chambre) implanté en sous-cutané, juste au-dessous de la clavicule = Port-a-Cath® ou PAC

→ **Avantages** :
- Traitement ambulatoire possible en dehors de l'hôpital
- Limitation du risque infectieux (pas de communication directe avec l'extérieur)
- Dispositif non visible, car implanté sous la peau

**Inconvénients** :
- Pas de réparation possible en cas de problème
- Risque d'extravasation plus important
- Aiguille spécifique pour administration du traitement
- Formation du personnel infirmier
- Ablation de la chambre plus difficile qu'un cathéter externe

Cathéter veineux central : tube fin et souple introduit sous anesthésie locale ou générale de courte durée, à travers la peau dans le système veineux jusqu'à une grosse veine centrale (veine jugulaire ou sous-clavière)

→ **Avantages** :
- Facilité pour insertion ou retrait
- Plusieurs lumières disponibles (possibilité d'injection multiple de médicaments)

**Inconvenients** :
- Risque infectieux élevé (ouverture accessible)
- Problèmes de pansements (changements fréquents)
- Formation spécifique du personnel infirmier

Voie orale : sous forme de comprimés, gélules, capsules ou suspensions buvables (traitements réalisés en général à domicile)

# Toxicité et effets indésirables des médicaments anticancéreux

**TOXICITÉ ET EFFETS INDÉSIRABLES DES MÉDICAMENTS ANTICANCÉREUX**

## Signes et prévention de la toxicité

- **Toxicité hématologique** : neutropénie, anémie
  - Administration de facteurs de croissance leucocytaire
  - Administration d'érythropoïtéine
- **Toxicité gastro-intestinale** : nausées et vomissements, diarrhées
  - Administration d'antimétiques
  - Administration d'antidiarrhéiques
- **Toxicité au niveau des muqueuses et phanères** : chute de cheveux, modification des ongles et des muqueuses, de la peau (administration d'acide folique)
- **Toxicité cardiaque** (ex. : taxanes, sels de platine, moutardes à l'azote) : lésions cardiaques (cardioprotection par chélation d'ions métalliques)
- **Toxicité urinaire et rénale** (ex. : moutardes à l'azote, Méthotrexate, dérivés de la pervenche, sels de platine) : toxicité vésicale, insuffisance rénale (administration d'uroprotecteurs)
- **Toxicité neurologique** (ex. : Taxanes, Méthotrexate, Vincristine) : syndrome neuropathique, convulsions, atteintes du SN végétatif (administration de laxatifs)
- **Toxicité pulmonaire** (ex. : Méthotrexate, Bléomycine) : fibrose, pneumopathies infectieuses, dyspnée
- **Toxicité hépatique** : cytolyse hépatique
- **Atteintes de le fertilité et des fonctions gonadiques** (ex. : agents alkylants) : azoospermie, aménorrhée, ménopause

## Traduction de la toxicité des antinéoplasiques

Médicaments antinéoplasiques cytotoxiques ayant un index thérapeutique très faible
→ Toxicité souvent non sélective

- **Effets anti-prolifératifs** : toxicité sur la mœlle osseuse (hématologique), sur le tube digestif, les muqueuses et phanères, les gonades
- **Effets spécifiques** : toxicité cardiaque, rénale, hépatique, neurologique, pulmonaire...
- **Effets retardés** : mutagénécité avec induction de cancers

# 13.4 Médicaments antiémétiques

## MÉDICAMENTS ANTIÉMÉTIQUES

*= Médicaments contre les nausées, associées ou non à des vomissements liés à une stimulation du centre de vomissement*

### Données pharmacologiques

**Antagonistes de la dopamine** : métoclopramide, alizapride, métopimazine, halopéridol, dompéridone

**Antagonistes des récepteurs 5-HT3 ou sétrons** : granisétron, ondansétron et palonosétron

**Antagonistes des récepteurs NK1 de la substance P** : aprépitant

### Indications

**Antagonistes de la dopamine** : **en 1re intention** : traitement des nausées et vomissements d'origine diverse, lors de la chimiothérapie (alizapride, métoclopramide)
➜ Index thérapeutique faible et efficacité limitée

**Sétrons** : indiqués lorsque les produits administrés en chimiothérapie présentent un **risque émétique supérieur à 30 %**

**Aprépitant** : lors de l'administration d'agents alkylants avec **risque émétique supérieur à 90 %** (cyclophosphamide, carmustine) et d'autres agents alkylants utilisés à haute dose (dacarbazine, cisplatine, altrétamine, lomustine...)

**Autres médicaments** : antihistaminiques anti-H1 ou antagonistes anticholinergiques : en prévention ou dans le traitement des effets du mal des transports

### Surveillance et conseils pratiques

Respecter les **règles hygiéno-diététiques** pour diminuer les nausées et vomissements (alcool et excès alimentaires à proscrire)

**Attention à l'automédication** : certains médicaments en libre accès sont réputés émétogènes (AINS)

En cas d'utilisation de **médicaments contre le mal des transports** : **risque de somnolence** avec contre-indication si conduite automobile

### Contre-indications et interactions médicamenteuses

**Interactions** : ne pas associer l'**aprépitant** avec les inducteurs enzymatiques du CYP3A4 (rifampicine, carbamazépine...)

**Dompéridone** :
- utilisée avec précaution chez les patients présentant des facteurs de risque hépatique et/ou cardiaque
- Utiliser pour une durée ne dépassant pas 1 semaine

**Métoclopramide** :
- **Chez l'enfant**, prescription limitée à 5 j max
- **Chez l'enfant de plus de 1 an** : uniquement en 2e intention pour la prévention de nausées et vomissements retardés induits par les chimiothérapies et pour le traitement de nausées et vomissements post-opératoires
- Ne pas prescrire chez l'**enfant de moins de 1 an**

### Effets indésirables

**Aprépitant** : anémie, prise de poids, désorientation, étourdissements, rêves anormaux, conjonctivite, bourdonnements d'oreille, ralentissement du cœur, éternuement, troubles digestifs, bouffée de chaleur...

**Antagonistes dopaminergiques** : somnolence, troubles endocriniens, rétention urinaire, insomines, trouble sextrapyramidaux, troubles cardiaques

**Sétrons** : constipation, céphalées légères, vertiges, sensation de chaleur et élévation transitoire des taux d'enzymes hépatiques

# 14

# Médicaments de la gastro-entérologie

MÉDICAMENTS DE LA GASTRO-ENTÉROLOGIE - SOMMAIRE

# 14.1 Antiulcéreux et antiacides

## ANTIULCÉREUX ET ANTIACIDES

### Données pharmacologiques

**Antisécrétoires gastriques**

- **Anti-histaminiques** : inhibent la sécrétion gastrique acide en bloquant les récepteurs H2 de l'histamine
- **Inhibiteurs de la pompe à protons** : réduisent la sécrétion acide gastrique en bloquant la sortie des ions $H^+$ des cellules de la paroi de l'estomac

**Topiques antiulcéreux** (sucralfate) : protègent la **muqueuse gastrique** en s'opposant à la rétrodiffusion des ions $H^+$ et stimulent la **production de prostaglandines, de mucus et de bicarbonates protecteurs**

**Antiacides :** possèdent un pouvoir couvrant en tapissant la **paroi de l'estomac** et empêchent l'**action des sécrétions acides**

**Traitement associé :** à base de métronidazole et detétracylcline, l'association permet l'**éradication de *Helicobacter pylori***

### Indications

Traitement de l'ulcère gastro-duodénal comprend :

- Arrêt des médicaments agressifs pour l'estomac, des substances toxiques (tabac et alcool)
- Prise de médicaments antisécrétoires inhibant la sécrétion acide de l'estomac ainsi qu'un traitement actif contre *Helicobacter pylori* associé dans 90 % des cas d'ulcère duodénal

**Antisécrétoires gastriques** : traitement de l'ulcère gastro-duodénal, de l'œsophagite par reflux gastro-œsophagien, et en association avec double antibiothérapie pendant 7 j pour éliminer *Helicobacter pylori*

**Sucralfate** : prévention et en traitement de l'ulcère gastro-duodénal

**Traitement associé** (métronidazole, tétracycline, bismuthsubcitrate potassium) : éradication de *Helicobacter pylori* et prévention des récidives d'ulcères gastro-duodénaux avec antécédent d'ulcère associé à *Helicobacter pylori*

### Contre-indications et interactions médicamenteuses

**Interactions** :

- **Sucralfate** : peut modifier la résorption d'autres médicaments (respecter un délai 2 à 3 h avant ou après leur prise)
- **Inhibiteurs de la pompe à protons (IPP)** : métabolisés par l'isoenzyme CYP2C19 et peuvent interférer avec les médicaments inducteurs ou inhibiteurs de ce cytochrome

**Insuffisance rénale :** sucralfate

**Hépato-cellulaire** : IPP (Pantoprazole)

## Effets indésirables

- **Troubles digestifs** (nausées, diarrhées, vomissements, constipation, douleurs abdominales) : **anti-H2, IPP, sucralfate, traitement associé**
- **Troubles centraux** (céphalées, vertiges) : **anti-H2, IPP, sucralfate**
- **Réactions cutanées allergiques** : **IPP**

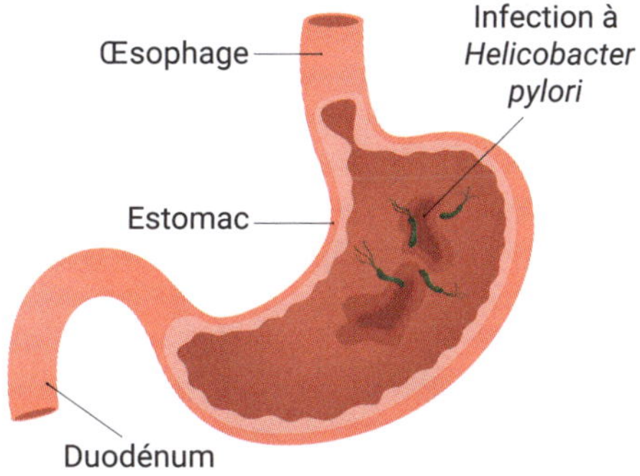


◀ ***Helicobacter pylori***

## Surveillance et conseils pratiques

Ulcère peut être lié à la prise d'AINS, à des facteurs psychosomatiques, des toxiques (alcool, tabac, café) et à certaines pathologies (maladie de Crohn, cirrhose hépatique)

- **Informer sur les habitudes alimentaires** : éviter les épices, agrumes, fritures et repas riches en graisses et protéines
- **Prendre ces médicaments par voie orale à distance des autres** (modification de la résorption digestive) : conseiller 2 à 3 h de délai pour les topiques antiulcéreux et les autres antiacides
- **Éviter d'interrompre les médicaments antiulcéreux même en l'absence de douleurs**

# 14.2 Antidiarrhéiques

## ANTI-DIARRHÉIQUES

### Données pharmacologiques

- **Antisécrétoires intestinaux** : inhibent les sécrétions aqueuses et d'électrolytes
  → Le **racécadotril** inhibe l'enképhalinase intestinale
- **Ralentisseurs du transit intestinal** : diminuent la motilité et les sécrétions intestinales
  → Le **Lopéramide** est un agoniste opioïde des récepteurs μ gastro-intestinaux
- **Antidiarrhéiques d'origine microbienne** : probiotiques (***Lactobacillus, Saccharomyces***) qui restaurent la flore intestinale
- **Adsorbants intestinaux** : à base d'argile ou de charbon, ils limitent les gaz intestinaux et protègent la muqueuse intestinale
- **Antibactériens intestinaux** (fidaxomicine et rifaximine) : action locale sur les bactéries responsables de la diarrhée (pas d'action sur les diarrhées d'origine virale ou parasitaire)

### Indications

Antidiarrhéiques indiqués quand les émissions se répètent plusieurs fois dans la journée et sont accompagnées de douleurs

- **Antisécrétoires intestinaux** : indiqués dans le cas de **diarrhées très liquides**
- **Ralentisseurs du transit intestinal** : indiqués dans le **traitement symptomatique des diarrhées aiguës ou chroniques**
- **Antidiarrhéiques d'origine microbienne** : prévention des diarrhées induites par **traitements antibiotiques**
- **Adsorbants intestinaux** : indiqués en cas de **douleurs associées à la diarrhée**

### Surveillance et conseils pratiques

- **Réhydratation par voie orale primordiale**, en particulier chez les personnes âgées ou chez les nourrissons
  → Alimentation avec **le moins de résidus possible**
- **Médicaments symptomatiques** : pour les antidiarrhéiques vendus sans ordonnance, respecter la posologie et ne pas poursuivre le traitement pendant plus de 2 j sans avis médical
- **Aspect et fréquence des selles, apparition d'une fièvre, à surveiller**

**Contre-indications et interactions médicamenteuses**

- Interactions : les **adsorbants** pouvant diminuer l'efficacité de nombreux médicaments, il faut les prendre à distance des autres médicaments
- Tous : déconseillés en cas de **diarrhées** accompagnées de fièvre, douleurs abdominales ou de sang dans les selles
- Lopéramide : contre-indiqué en cas de **rectocolites hémorragiques** et de **colite pseudomembraneuse post-antibiotique**, dans les diarrhées d'origine infectieuse, et chez les enfants de moins de 2 ans
- Racécadotril : contre-indiqué en cas d'**intolérance au fructose**, de **syndrome de malabsorption du glucose et du galactose**, de **syndrome dysentérique** et de **diarrhées post-antibiotiques**
- Adsorbants : ne doivent pas être administrés en cas de **sténose du tube digestif** ou de **dilatation du gros intestin**

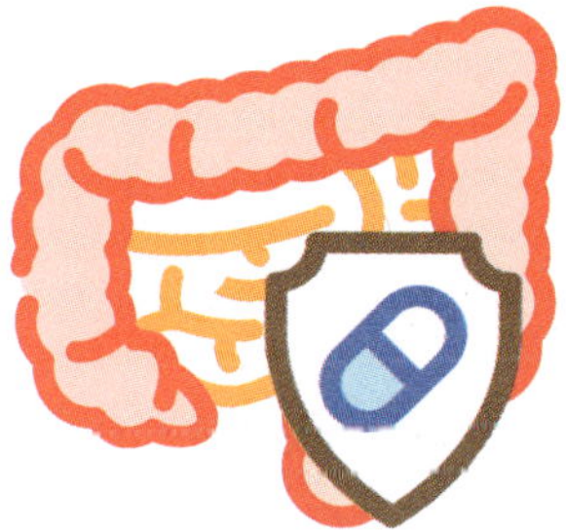

**Effets indésirables**

- Constipation secondaire (lopéramide)
- Nausées (lopéramide, racécadotril)
- Céphalées (racécadotril)

# 14.3 Laxatifs et médicaments de la constipation

**LAXATIFS ET MÉDICAMENTS DE LA CONSTIPATION**

*= Médicaments accélérant le transit intestinal et l'émission des selles*

## Données pharmacologiques

**Laxatifs lubrifiants** : à base d'**huile de paraffine** ou de **vaseline** lubrifient les selles en les enduisant d'un film liposoluble
→ Absorption d'eau retardée
→ Selles pouvant « glisser » facilement vers le rectum
→ **Efficaces dans les 24 h lorsque selles dures**

**Laxatifs stimulants** :
- Plantes (séné, cascara, aloès) ou molécules de synthèse (**bisacodyl**)
- **Agissent en 5 à 10 h** en augmentant la sécrétion d'eau et en stimulant la muqueuse intestinale
- Stimulent les contractions du tube digestif et permettent l'évacuation du contenu du tube digestif

**Laxatifs osmotiques** :
- Sucres (lactulose, sorbitol...) ou des grosses molécules (**macrogols** ou **PEG**) ni digérés ni absorbés par l'organisme
- Augmentent l'hydratation, le volume des selles et modifient leur consistance (selles plus molles)

**Laxatifs de lest** :
- Composés de **fibres végétales** (graines d'ispaghul) insolubles et de mucilages qui augmentent le volume et modifient la consistance des selles pour déclencher le péristaltisme intestinal
- **Agissent en 2 à 3 j**

**Prucalopride** : agoniste sélectif des récepteurs de la sérotonine (5-HT4), susceptible d'expliquer ses effets procinétiques

**Bromure de méthylnaltrexone** : antagoniste périphérique des récepteurs mû aux opioïdes au niveau des tissus du tractus gastro-intestinal, sans modifier les effets analgésiques à médiation opioïde sur le système nerveux central

## Indications

**Laxatifs de lest et laxatifs stimulants** : les plus employés dans le traitement symptomatique des colopathies non organiques car toxicité faible

**Prucalopride** : traitement symptomatique de la constipation chronique chez les adultes pour lesquels les laxatifs n'ont pas les effets escomptés

**Bromure de méthylnaltrexone** : traitement de la constipation liée aux opioïdes lorsque la réponse aux laxatifs a été insuffisantes chez les patients de plus de 18 ans

## Effets indésirables

| | |
|---|---|
| **Laxatifs osmotiques** | Diarrhée, flatulences et crampes<br>→ À long terme, risque de constipation |
| **Laxatifs de lest** | Ballonnements et flatulences |
| **Laxatifs lubrifiants** | Diarrhées et crampes gastriques<br>→ Éviter d'aspirer l'huile de paraffine en raison d'un risque d'inflammation pulmonaire |
| **Laxatifs stimulants**<br>**Lavements** | Très irritants pour la muqueuse intestinale/rectale<br>→ Éviter de les utiliser en cas de constipation chronique<br>→ Peuvent induire des troubles de l'hydratation, une colite iatrogénique (« maladie des laxatifs ») et une hypokaliémie |
| **Bromure de méthylnaltrexone** | Douleurs abdominales, nausées, diarrhées et flatulences, réactions au site d'injection |

**Contre-indications et interactions médicamenteuses**

Tous : contre-indiqué en cas de **douleurs abdominales**, de **saignements rectaux**, de **coliques**, de **nausées** et de **vomissements**

Interactions :
- **Laxatifs stimulants** : ne doivent pas être utilisés en cas de traitement par médicaments à visée cardiovasculaire (antiarythmiques, digitaliques, diurétiques) en raison de l'hypokaliémie
- **Huile de paraffine** : réduit l'absorption des vitamines liposolubles (A, D, E, K)

→ Espacer l'administration de ces vitamines par rapport à celle du laxatif

Laxatifs stimulants : contre-indiqués dans les **colopathies chroniques inflammatoires** (rectocolite, maladie de Crohn), dans les **syndromes occlusifs ou subocclusifs**, chez les enfants de moins de 6 ans, au cours de la grossesse et de l'allaitement

Bromure de méthylnaltrexone : contre-indiqué en cas d'**occlusion intestinale, allaitement**, de **dialyse** et d'**insuffisance hépatique sévère**

**Surveillance et conseils pratiques**

Adopter au quotidien une alimentation riche en fibres, afin d'améliorer le transit et l'évacuation des selles (fruits, légumes et céréales complètes)

Boire suffisamment au cours de la journée, au minimum 1,5 l d'eau, pour améliorer la consistance des selles

Activité physique modérée quotidienne (marche, jardinage, jeux avec les enfants) pour stimuler le système digestif

Efficacité des laxatifs plus ou moins intense selon la dose administrée

Traitement au long cours de la constipation chronique : utiliser des laxatifs doux

Laxatifs souvent délivrés sans ordonnance : utilisation devant rester ponctuelle et limitée dans le temps

Ne pas utiliser de manière prolongée les laxatifs stimulants et les suppositoires à la glycérine (irritants pour la muqueuse intestinale)

Laxatifs de lest : **boire beaucoup d'eau** pour renforcer leuraction, **à intégrer de manière progressive à l'alimentation** pour éviter les ballonnements

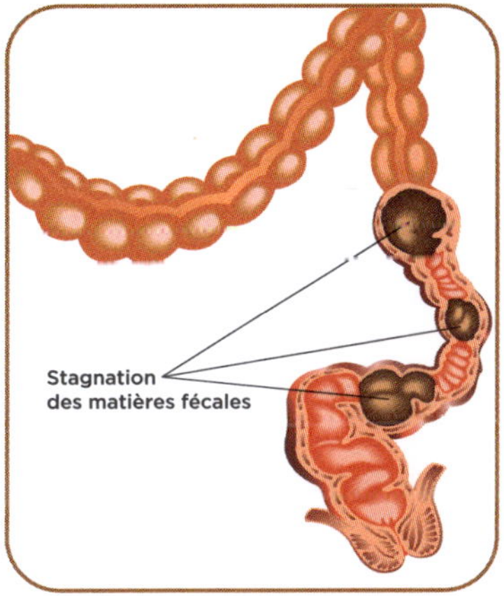


Constipation

# Notes personnelles

15

# Médicaments de la pneumologie

MÉDICAMENTS DE LA PNEUMOLOGIE - SOMMAIRE

# 15.1 Antitussifs, fluidifiants et expectorants

## ANTITUSSIFS, FLUIDIFIANTS ET EXPECTORANTS

### Données pharmacologiques

- **Antitussifs** : diminuent le réflexe de la toux en agissant sur des centres bulbaires et médullaires du SNC
- **Irritation des récepteurs de la toux** : entraîne une bronchoconstriction grâce à un mécanisme humoral (avec libération locale d'histamine et de sérotonine) et nerveux
- **Fluidifiants et expectorants** : agissent en fluidifiant les sécrétions bronchiques pour faciliter leur élimination et leur épuration

**Antitussifs antihistaminiques anticholinergiques** : bloquent les récepteurs H1 de l'histamine et les récepteurs cholinergiques

**Antitussifs opiacés** : action centrale (centre de la toux)
➜ Certains sont **dépresseurs** du centre respiratoire (codéine, pholcodine), d'autres sont **non dépresseurs** (dextrométhorphane et noscapine)

**Antitussifs non opiacés et non antihistaminiques** : à base d'oxéladine ou de pentoxyvérine

**Fluidifaints** : action mucolytique (lyse des liaisons chimiques des mucines présentes dans le mucus bronchique)

### Indications

- **Antitussifs** utilisés pour soulager la toux sèche et d'irritation
- **Fluidifiants bronchiques** utilisés pour diminuer la viscosité des sécrétions et faciliter leur expectoration en cas de toux grasse

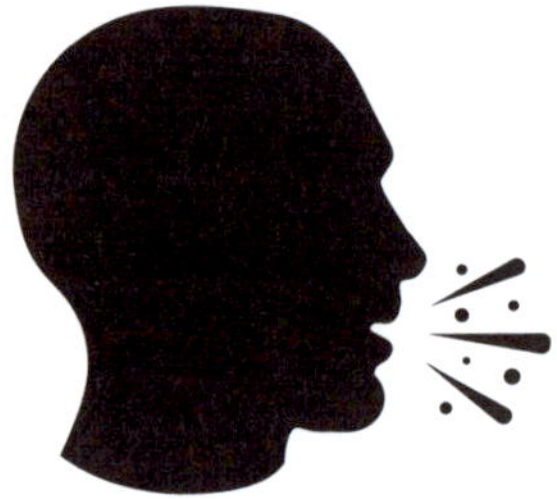

### Effets indésirables

**Effets atropiniques (antitussifs antihistaminiques)** : sécheresse de la bouche, constipation, rétention urinaire, troubles visuels

**Fluidifiants** : diarrhée, nausées, vomissements, gastralgies, risque de liquéfaction excessive des sécrétions bronchiques avec inondation bronchique

**Antitussifs opiacés** : constipation, nausées, sensations de vertiges et somnolence
➜ **Risque de dépendance** en cas de surdosage (surtout avec la codéine)

**Antitussifs antihistaminiques anticholinergiques** : toux sèche et irritante survenant plutôt la nuit

**Antitussifs opiacés** : toux sèches et toux d'irritation non productive gênantes

**Antitussifs non opioïdes et non antihistaminiques** : toux sèche

**Fluidifiants et expectorants** : toux productives pour stimuler les sécrétions fluides et la destruction des mucosités visqueuses

## Contre-indications et interactions médicamenteuses

**Tous les antitussifs** :
- Ne pas utiliser en cas de toux productive
- Ne pas utiliser plus de quelques jours sans avis médical

**Interactions** : ne pas associer les fluidifiants avec les antitussifs

**Antitussifs antihistaminiques** :
- Contre-indiqués en cas de **glaucome à angle fermé**, **adénome prostatique** et chez **les enfants de moins de 2 ans**
- Doivent être utilisés avec prudence chez les utilisateurs de machines en raison du **risque de somnolence**
- Contre-indiqués lors de la **grossesse**

**Antitussifs opiacés** :
- Ne doivent pas être utilisés en cas d'**insuffisance respiratoire** ou de **toux liée à l'asthme**
- Contre-indiqués chez les **enfants de moins de 12 ans**

## Surveillance et conseils pratiques

**Toux** (réflexe de défense) **à laisser évoluer sans médicament en général**

**Face à une toux persistante, demander un avis médical**

**Fluidifiants bronchiques** : doivent être administrés **au moins 4 h avant le coucher** (risque de stase des sécrétions bronchiques durant le sommeil)

**Antitussifs opiacés** : peuvent souvent être achetés **sans ordonnance** → attirer l'attention du patient sur leurs effets indésirables

**Antitussifs antihistaminiques** : doivent être utilisés avec prudence chez les conducteurs ou utilisateurs de machines en raison du **risque de somnolence**

**Substances souvent incompatibles avec la pratique de compétitions sportives** (substances dopantes)

**Chez les diabétiques** : utiliser de préférence des sirops **sans sucre** pour éviter de modifier la glycémie

# 15.2 Aérosolthérapie par nébulisation

## AÉROSOLTHÉRAPIE PAR NÉBULISATION

*= Projection dans les voies respiratoires d'un micro-brouillard de substances volatiles, médicamenteuses ou non*
*➜ But thérapeutique : fluidification des sécrétions bronchiques, humidification des voies respiratoires et dilatation des bronches*

### Indications

| | |
|---|---|
| **Antibiothérapie** pour des infections chroniques | **Désinfection des voies respiratoires supérieures** (sinusite, pharyngite, rhino-pharyngite), **des voies respiratoires inférieures, des alvéoles pulmonaires** |
| **Encombrement bronchique** | Prévention des **affections à *Pneumocystis carinii*** chez l'immunodéprimé |
| **Traitement de l'asthme** | Traitement adjuvant de la **kinésithérapie respiratoi** |
| **Traitement du bronchospasme** | |

### Classification

- **Bronchodilatateurs** (ipratropium, terbutaline, salbutamol)
- **Fluidifiants bronchiques** (enzymes mucolytiques)
- **Anti-inflammatoires** (glucocorticoïdes, cromoglycate)
- **Antbiotiques/anti-infectieux** (tobramycine, colistine, pentamidine)
- **Vasodilatateurs** (iloprost)

### Types d'appareillage

➜ **Système de nébulisation** : dispositif médical revêtu du marquage CE médical, comprenant toutes les parties nécessaires à la conversion d'un liquide en aérosol et à le rendre propre à l'inhalation

➜ Obtention de **particules de taille réduite** afin d'atteindre la cible voulue :
- **particules de diamètre > 5 µm** se déposant principalement dans les voies aériennes supérieures (ORL),
- **particules de diamètre entre 2 et 6 µm** se déposant principalement au niveau trachéo-bronchite (bronchique),
- **particules de diamètre entre 0,5 et 3 µm** se déposant principalement dans les alvéoles (pulmonaires)

**Générateurs pneumatiques** :
- Préparation médicamenteuse nébulisée sous l'effet d'un **gaz comprimé** (effet Bernoulli)
- Gaz propulseur produit par un **compresseur** ou stocké **sous pression** (bouteille ou prise murale)

**Générateurs ultrasoniques** : préparation médicamenteuse nébulisée grâce aux **ultrasons** (effets de cavitation)

**Générateurs à tamis** : préparation médicamenteuse nébulisée sous l'effet de **vibrations de haute fréquence**, puis passe au travers des **micro-orifices d'un tamis**

## Effets indésirables

- Déclenchement de nausées lorsque la séance aérosol est effectuée à proximité des repas
- Peur ou sensation d'oppression et d'étouffement

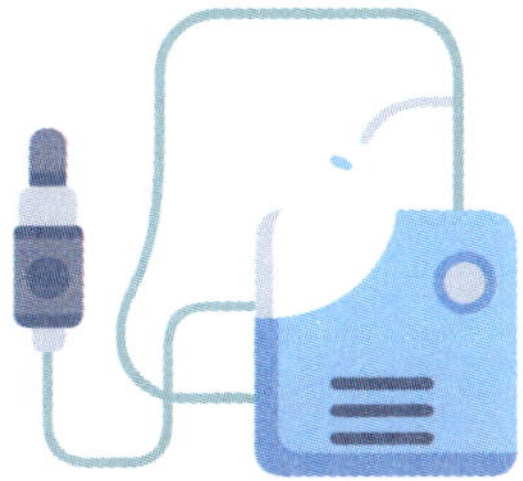

## Contre-indications et interactions médicamenteuses

- Ne pas nébuliser des produits huileux susceptibles de provoquer une pneumopathie lipidique
- Ne pas nébuliser de l'eau pure ou des préparations hypotoniques
- Ne pas nébuliser des préparations contenant des excipients ou des conservateurs potentiellement dangereux (ex. : sulfites)

## Surveillance et conseils pratiques

- Aérosolthérapie effectuée à distance des repas
- Vérifier l'installation du matériel : en cas de fuite du système, aucune efficacité du traitement
- Patient en position assise ou, en cas d'impossibilité, en position allongée, respiration normale
- Lavage simple des mains ou par frictions avec une solution hydro-alcoolique indispensable avant l'aérosol
- Faire moucher et cracher le patient dans le réniforme
- Après la séance : nettoyer le masque et le nébuliseur avec du savon et **bien rincer**
- En cas de kinésithérapie respiratoire, aérosol à administrer **avant** la séance de kinésithérapie

## 15.3 Bronchodilatateurs et antiasthmatiques

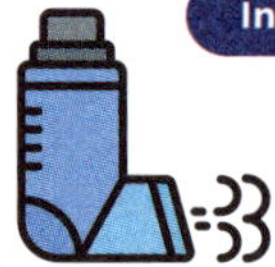

### BRONCHODILATATEURS ET ANTIASTHMATIQUES

#### Données pharmacologiques

Asthme fait intervenir une réaction inflammatoire au sein de la muqueuse respiratoire, accompagnée d'une bronchoconstriction

- **Bronchodilatateurs anticholinergiques** : action parasympatholytique sur les muscles lisses bronchiques
  ➜ Effet bronchodilatateur, en inhalation concerne surtout les grosses bronches proximales
- **Glucocorticoïdes inhalés** : puissants anti-inflammatoires
- **Antileucotriènes** (montélukast) : antagonistes des récepteurs aux leucotriènes, anti-inflammatoires et inhibiteurs de la bronchoconstriction
- **Bêta-2 stimulants** : action sympathomimétique sur les récepteurs β2 des muscles lisses bronchiques
- **Théophilline et dérivés** : anti-inflammatoires, par inhibition des phosphodiestérases et bronchodilatateurs
- **Anti-IgE** (Omalizumab) : anticorps monoclonaux se fixant surles IgE prévenant ainsi la dégranulation des mastocytes lors d'une exposition aux allergènes
- **Anti IL-5** (mépolizumab) : anticorps monoclonal humanisé qui cible l'**interleukine-5 (IL-5) humaine**
  ➜ Inhibe l'activité biologique de l'IL-5 en bloquant la liaison de l'IL-5 à la chaîne alpha du complexe récepteur de l'IL-5 exprimésur la surface cellulaire des éosinophiles
  ➜ Réduit la production et la durée de vie des éosinophiles

#### Indications

- **Traitement symptomatique de la crise d'asthme** : **bronchodilatateurs anticholinergiques**, en complément d'un **bêta-2 stimulant de courte durée d'action**
- **Traitement de fond de l'asthme** : **glucocorticoïdes** inhalés (traitement anti-inflammatoire de référence).
  ➜ Prescrits **seuls ou en association** avec les **bêta-2 stimulants de longue durée d'action**
- **En 2e intention** : théophylline, antileucotriènes, anti-IgE

#### Contre-indications et interactions médicamenteuses

- **Bêta-2 stimulants** : contre-indiqués en cas d'apparition d'une toux ou d'un bronchospasme
- **Bronchodilatateurs anticholinergiques** : contre-indiqués en cas de glaucome à angle fermé et de rétention urinaire

#### Effets indésirables

- **Effets cardiaques** : bêta-2 stimulants (palpitations, tachycardie), broncho-dilatateurs anticholinergiques (tachycardie)
- **Effets urinaires** : bronchodilatateurs anticholinergiques (rétention urinaire, dysurie, infections)
- **Autres** : bêta-2 stimulants (tremblements des extrémités), broncho-dilatateurs anticholinergiques (bouche sèche, constipation), glucocorticoïdes (candidose oropharyngée, voix rauque)

#### Surveillance et conseils pratiques

- **Effets indésirables des glucocorticoïdes inhalés** pouvant être limités par rinçage buccal après administration
- Vérifier que le patient connaît le **mode d'utilisation pratique du système d'inhalation**
- Administrer le **traitement régulièrement**, même si le patient présente moins de crises
- Adopter des **règles d'hygiène strictes** : pas d'environnement enfumé, pas de consommation tabagique, aération et ménagefréquents des lieux de vie, changement régulier de la literie, pas d'activité physique en cas de pic de pollution

16

# Médicaments de la dermatologie

MÉDICAMENTS DE LA DERMATOLOGIE - SOMMAIRE

# 16.1 Médicaments antiacnéiques

## MÉDICAMENTS ANTIACNÉIQUES

### Données pharmacologiques

#### Traitement par voie locale

**Trétinoïne** : anti-inflammatoires, par inhibition des phosphodiestérases et bronchodilatateurs

**Peroxyde de benzoyle**

**Antibiotiques locaux** (macrolides)

#### Traitement par voie générale

**Antibiotiques** : tétracyclines (doxycycline, lymécycline) ou macrolides (érythromycine) pour atteindre les bactéries présentes dans les boutons (*Propionibacterium acnes*)

**Hormones** : estrogènes (éthinylestradiol) associés à un anti-androgène (cyprotérone acétate) ou à un progestatif (norgestimate)
➜ Permettent de freiner la production et l'excrétion du sébum au niveau de la peau

**Gluconate de zinc** : oligoélément diminuant la séborrhée et favorisant la cicatrisation

**Isotrétinoïne** : dérivé de la vitamine A agissant sur la sécrétion du sébum et possédant une action anti-inflammatoire au niveau des follicules pileux
➜ Réduit la production de sébum, qui est le substrat essentiel à la croissance de la bactérie *Propionibacterium acnes*, et diminue ainsi la colonisation du canal pilaire par cette bactérie

### Indications

- Manifestations de l'acné et ses complications médicales
- Médicaments administrés par voie locale ou par voie générale, adaptés à la sévérité de l'atteinte acnéique

**Antibiotiques** : traitement de l'acné inflammatoire, limité à 3 mois en continu

**Isotrétinoïne** : traitement des formes sévères d'acné et des formes étendues ou prolongées d'acné modéré après échec des traitements usuels (pendant au moins 3 mois)

**Traitements locaux de l'acné** :
- S'utilisent en **1 ou 2 applications** par jour pendant 6 à 12 mois
- **Rétinoïdes en application locale** : indiqués dans le traitement des formes légères à sévères d'acné

### Effets indésirables

| | |
|---|---|
| **Cyclines** | Réactions de photosensibilisation |
| **Isotrétinoïne** | Sécheresse cutanée et des lèvres<br>Aggravation transitoire de l'acné en début de traitement et, plus rarement, des signes de dépression<br>Risque tératogène : doit être associée au traitement une contraception efficace chez les filles (au moins un mois avant de débuter le traitement et poursuivie 1 mois après l'arrêt du traitement)<br>La prescription initiale est réservée aux médecins dermatologues<br>➜ Durée de l'ordonnance limitée à 3 mois de traitement<br>➜ Tests sanguins de grossesse réalisés avant et durant le traitement |

**Surveillance et conseils pratiques**

Informer sur le respect de règles d'hygiène pour le soin de la peau quotidien
→ Préférer un gel ou un pain « **sans savon** » qui dessèche moins la peau
→ Après la toilette, utiliser un **soin hydratant** pour peau à tendance acnéique
→ La **qualité de l'hydratation** permet de réguler la production de sébum et de protéger la peau

1ers signes d'amélioration généralement après 4 à 6 semaines de traitement
→ Insister sur la poursuite impérative du traitement pendant toute la durée prescrite

Recommander l'utilisation d'un écran solaire adapté en cas d'exposition au soleil pendant le traitement par antibiotiques

Suivi biologique de l'isotrétinoïne fondé sur le dosage sanguin régulier du cholestérol, des triglycérides et des transaminases

**Contre-indications et interactions médicamenteuses**

Antibiotiques :
- **Exposition au soleil** contre-indiquée
- **Cyclines contre-indiquées en association avec les antiacnéiques oraux** à base d'isotrétinoïne et pendant la grossesse

Isotrétinoïne :
- Contre-indiquée durant la **grossesse** et l'**allaitement**
- **Lentilles de contact** à éviter pendant le traitement (risque de sécheresse des yeux) et **épilations** à la cire et **exposition au soleil** à éviter
- Déconseillé d'appliquer d'**autres médicaments** (crèmes locales)
- Ne doit pas être associée aux **médicaments contenant de la vitamine A** (risque toxique augmenté)
- Attention aux patients présentant des **antécédents de dépression**

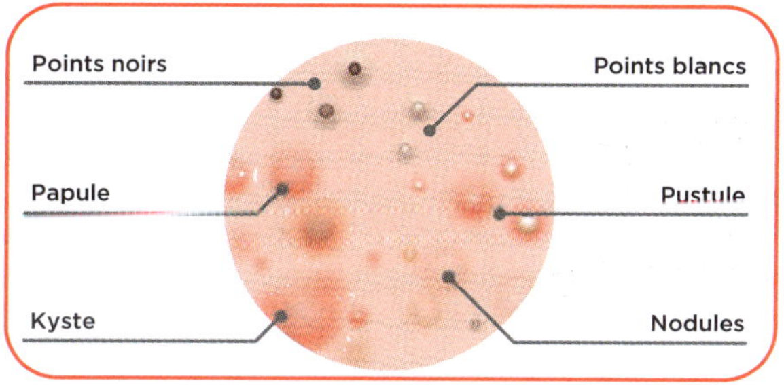


▲ Différents types d'acné

# 16.2 Anti-infectieux locaux

## ANTI-INFECTIEUX LOCAUX

*= Topiques à usage cutané appartenant aux antibiotiques, antifongiques, antiparasitaires et antiviraux*

### Données pharmacologiques

Antibiotiques : tétracyclines, acide fusidique, muprirocine

Antiviraux : dirigés contre le virus herpès
→ **Aciclovir** : empêche la réplication virale par inhibition sélective de la synthèse de l'ADN viral

Antifongiques : composés **imidazolés** et la **terbinafine**
→ Bloquent la synthèse de l'ergostérol, composé de la membrane plasmique de la cellule fongique

Antiparasitaires externes :
- **Insecticides** dirigés contre les poux
  → Les pyréthrinoïdesagissent sur la neurotransmission
- Contre le **sarcopte de la gale**, utilisation d'un pyréthrinoïde (perméthrine), le benzoate de benzyle

### Indications

Infections superficielles d'origine bactérienne, virale, mycosique ou parasitaire

**Antibiotiques** : traitement de l'acné, de l'impetigo non sévère et prévention des gîtes staphylococciques

**Antifongiques** : traitement des mycoses peu étendues

**Antiparasitaires** : traitement des pédiculoses du cuir chevelu ou de la gale

**Antiviraux** : traitement de l'herpès, des verrues et des condylomes

### Contre-indications et interactions médicamenteuses

Pyréthrines : enfants de moins de 30 mois

Hypersensibilité au médicament

### Effets indésirables

Réactions allergiques ou irritations locales (topiques)

Pyréthrines (à forte dose) : **vertiges, maux de tête, nausées, contractions musculaires, risques de convulsions** chez le nourrisson et l'enfant

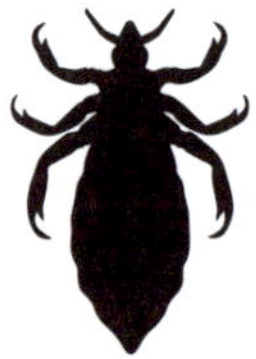

### Surveillance et conseils pratiques

Respect des consignes de la notice du médicament (dose, fréquence, durée du traitement, modalités d'application cutanée)

Antiparasitaires externes : ne pas avaler, ne pas respirer le contenu des formes en lotion vaporisée, à utiliser dans un endroit aéré, à l'écart d'une flamme ou d'un objet incandescent

Traitement des pédiculoses :
- **Shampoings anti-poux** : peuvent être utilisés fréquemment et tuent les poux par asphyxie, éliminant l'infestation plus rapidement
- **Lotions anti-poux** : recommandées en application après le lavage pour prévenir les récidives et s'assurer de l'éliminationdes poux et des lentes
- **Peigne anti-poux** : permet de se débarrasser définitivement des poux et nécessaire pour éliminer tous les œufs

# Médicaments du cuir chevelu 16.3

## MÉDICAMENTS DU CUIR CHEVELU

### Données pharmacologiques

**Antifongiques** (sulfure de sélénium, ciclopirox olamine et kétoconazole) : actifs sur Malassezia *furfur*, levure responsable de l'état inflammatoire au cours de la dermite séborrhéique

**Calcipotriol** : analogue structurel de la vitamine D, permet la différenciation et inhibe la prolifération des kératinocytes *in vitro*

**Acitrétine** :
- Analogue aromatique de synthèse de l'acide rétinoïque
- Dans le psoriasis et dans les troubles de la kératinisation : normalise les processus de prolifération cellulaire, de différenciation et de kératinisation de l'épiderme
- Action uniquement symptomatique

**Bétaméthasone** : glucocorticoïde à action locale anti-inflammatoire

**Calcitriol** : inhibe la prolifération et stimule la différenciation des kératinocytes, inhibe la prolifération des cellules T et normalise la production de facteurs inflammatoires

**Acide salicylique** : anti-inflammatoire, souvent associé aux glucocorticoïdes

**Minoxidil** : stimule la croissance des kératinocytes *in vitro* et *in vivo* et la pousse des cheveux chez les sujets présentant une alopécie androgénétique

### Indications

**Shampooings antipelliculaires** : assainissement du cuir chevelu, diminution de la production de sébum, apaisement des démangeaisons et réduction des irritations

**Traitement du psoriasis**

**Traitement antialopécique** : chez les hommes, en cas de chute de cheveux modérée

**Traitement des dermatoses séborrhéiques et des états séborrhéiques du cuir chevelu**

### Contre-indications et interactions médicamenteuses

**Finastéride** :
- Contre-indiqués chez la **femme**, car tératogène
- Contre-indiqué chez les personnes désireuses de réaliser un **don du sang**

**Kétoconazole** :
- Contre-indiqué chez les enfants de moins de 12 ans
- Contact du produit avec les yeux déconseillé

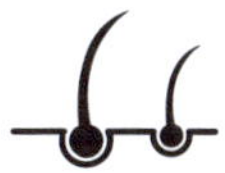

### Effets indésirables

**Glucocorticoïdes locaux** : lotions provoquant des picotements ou des brûlures

**Traitements de la dermite séborrhéique** : irritations de la peau et prurit
→ Dans de rares cas, peuvent provoquer eczéma, alopécie

**Finastéride** : troubles sexuels (troubles de l'érection)

**Minoxidil** : aggravation de la chute des cheveux en début de traitement avant de se stabiliser

### Surveillance et conseils pratiques

Respect rigoureux de la prescription du dermatologue : **régularité des traitements, durée d'application**

Éviter l'application de colorations si état pelliculaire

Certains facteurs (stress) aggravent les pathologies du cuir chevelu

Traitements anti-alopéciques doivent être poursuivis durant des années sous peine de reprise de la chute des cheveux

## Notes personnelles

# 17

# Médicaments de l'ophtalmologie

MÉDICAMENTS DE L'OPHTALMOLOGIE - SOMMAIRE

# 17.1 Médicaments antiglaucomateux

## MÉDICAMENTS ANTI-GLAUCOMATEUX

### Données pharmacologiques

Glaucome = maladie chronique se développant lorsque la pression du liquide intraoculaire s'élève
→ Le système d'écoulement de l'humeur aqueuse ne fonctionne plus correctement ou la production de liquides est trop importante
→ Élévation de la pression intraoculaire pouvant endommager le nerf optique avec perte de vision périphérique

- Sympathomimétiques : (apraclonidine, brimonidine) : agonistes alpha2-sélectifs
  → Diminuent la production d'humeur aqueuse et augmentent le flux sortant d'humeur aqueuse
- Parasympathomimétiques : (cholinergiques = pilocarpine, carbachol, acétylcholine) : exercent une action directe sur le muscle ciliaire longitudinal, facilitent l'écoulement de l'humeur aqueuse
- Dérivés des prostaglandines (latanoprost, bimatoprost, travoprost) : augmentent le flux uvéoscléral et donc une baisse de la pression intra-oculaire
- Bêtabloquants : (sélectifs et non-sélectifs) : diminuent la production d'humeur aqueuse
  → Non sélectifs assurent une meilleure protection du champ visuel et un moindre effet sur la pression
- Inhibiteurs de l'anhydrase carbonique (acétazolamide, dorzolamide, brinzolamide) : diminuent la production d'humeur aqueuse

### Indications

- **Glaucome chronique ou glaucome à angle ouvert :** installation progressive, angle irido-cornéen non totalement fermé
  → son rétrécissement ne permet pas l'écoulement normal et suffisant de l'humeur aqueuse
- **Glaucome aigu ou glaucome à angle fermé :** plus rare et survient brusquement, angle irido-cornéen complètement fermé
  → écoulement de l'humeur aqueuse devient impossible et la pression intraoculaire augmente

- Glaucome à angle ouvert : **bêtabloquants, analogues de prostaglandines, sympathomimétiques, inhibiteurs de l'anhydrase carbonique**
- Glaucome par fermeture d'angle : **inhibiteurs de l'anhydrase carbonique**

### Contre-indications et interactions médicamenteuses

- Bêtabloquants : contre-indiqués chez les asthmatiques ou en cas de broncho-pneumopathie chronique obstructive (BPCO), en cas de bradycardie ou de bloc AV ou d'insuffisance cardiaque
- Sympathomimétiques : contre-indiqués avec les traitements à base d'IMAO
- Parasympathomimétiques : ne doivent pas être associés aux prostaglandines (diminution de l'espace uvéoscléral, risque de décollement de la rétine)
- Inhibiteurs de l'anhydrase carbonique : contre-indiqués en cas d'hypersensibilité, d'hyponatrémie et/ou d'hypokaliémie, d'insuffisance rénale ou hépatique, en cas de prise de diurétiques

**Effets indésirables**

| | |
|---|---|
| **Sympathomimétiques** | Somnolence, fatigue, sécheresse de la bouche, apnée chez l'enfant |
| **β-bloquants** | Hypotension (facteur de progression du glaucome)<br>Chez les patients âgés, le risque de bradycardie et d'hypotension est important (risque de chute) |
| **Inhibiteurs de l'anhydrase carbonique** | Fatigue, paresthésies et choc anaphylactique |
| **Parasympathomimétiques** | Crampes intestinales, myosis, pseudomyopie, bronchospasme |
| **Dérivés des prostaglandines** | Hyperhémie conjonctivale, hypertrichose réversible des cils et coloration brune permanente de l'iris |

**Surveillance et conseils pratiques**

- Traitement à suivre scrupuleusement quotidiennement et à prendre à vie avec un strict respect de la posologie
- Respect des horaires d'administration (si administration matin et soir, respecter un intervalle de 12 h)
- Espacement de 10 à 15 min lors de l'instillation des collyres obligatoire si plusieurs collyres prescrits
- Fermeture des yeux après l'instillation permet de fermer le canal la crymo-nasal et d'éviter le passage du collyre dans la circulation générale
- Durée de vie d'un collyre après ouverture = 15 j à 1 mois max
- Bien se laver les mains avant et après chaque instillation oculaire

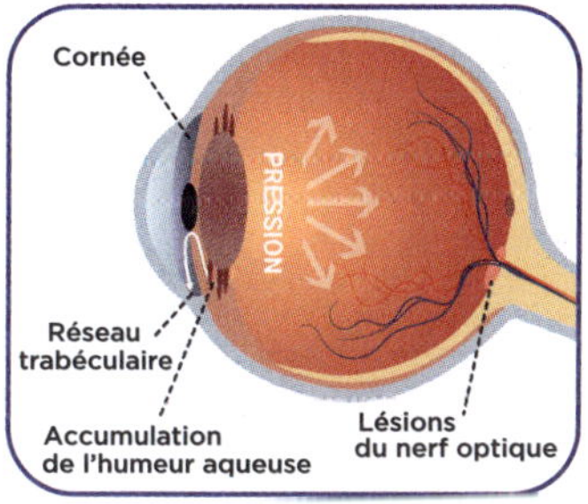


Œil avec glaucome

# 17.2 Collyres mydriatiques

## COLLYRES MYDRIATIQUES

### Données pharmacologiques

Préparations mydriatiques permettent d'obtenir la dilatation (mydriase) de la pupille en bloquant le sphincter ou en stimulant le dilatateur de l'iris
→ Certains peuvent entraîner la paralysie transitoire des muscles ciliaires ou cycloplégie

Anticholinergiques parasympatholytiques (atropine, cyclopentolate, tropicamide) :
- Inhibent les réponses aux stimulations cholinergiques du sphincter irien et du muscle ciliaire responsable de l'accommodation
- Produisent une **dilatation de la pupille** (mydriase) et une **paralysie de l'accommodation** (cycloplégie)

Phényléphrine (ou néosynéphrine) : substance sympathomimétique directe
→ Induit une **mydriase** par stimulation des récepteurs alpha-adrénergiques du muscle dilatateur de la pupille, sans effet cycloplégique

Lidocaïne : anesthésique local inhibant les flux ioniques nécessaires à l'initiation et à la conduction des impulsions nerveuses

### Indications

**Atropine :**
- **Inflammations uvéales, réactions uvéales secondaires à une agression** ou **traitement chirurgical**, dans la cycloplégie pour réfraction (indispensable chez l'enfant strabique), en particulier en présence d'un strabisme accommodatif et, dans certains cas, pour réaliser une pénalisation optique dans le traitement de l'amblyopie en particulier unilatérale
- Dilatation préopératoire pour **cataracte, photocoagulation**

**Phényléphrine** : permet **mydriase à visée diagnostique ou thérapeutique, mydriase pré-opératoire**

**Tropicamide** : par **voie intracamérulaire** (chambre antérieure de l'œil), dans la chirurgie de la cataracte afin d'obtenir une mydriase et une anesthésie intra-oculaire au cours de l'intervention chirurgicale

### Surveillance et conseils pratiques

Durée de vie d'un collyre après ouverture = 15 j à 1 mois

Bien se laver les mains avant et après chaque instillation oculaire

**Effets indésirables**

| | |
|---|---|
| **Anticholinergiques et phényléphrine** | Augmentation du risque de glaucome par fermeture de l'angle |
| **Anticholinergiques** | Mydriase gênante avec troubles de l'accommodation, une allergie et une irritation locale<br>➜ Peuvent entraîner des effets systémiques (agitation, confusion, sécheresse buccale, tachycardie) |
| **Phényléphrine** | Peut élever la pression artérielle et induire une tachycardie, des tremblements, des céphalées<br>Peut affecter les patients présentant une hyperthyroïdie, une athérosclérose ou des troubles prostatiques, et tous les sujets présentant une contre-indication à l'usage systémique d'amines vasopressives |

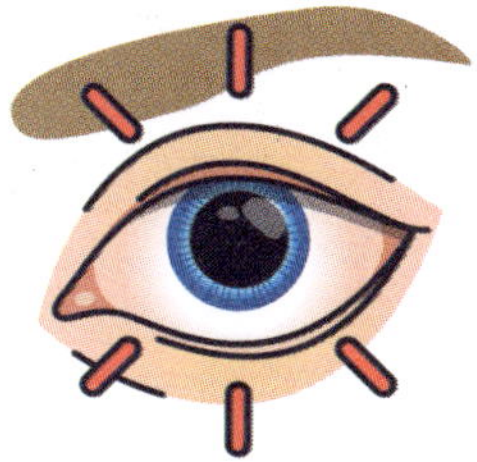

▲ Mydriase de la pupille

**Contre-indications et interactions médicamenteuses**

Phénylephrine :
- Contre-indiquée chez certains sujets âgés atteints d'**artériosclérose** ou de **pathologies cardio ou cérébrovasculaires graves**
- Ne doit pas être associée aux IMAO non sélectifs, autres sympathomimétiques indirects et sympathomimétiques alpha-adrénergiques

Glaucome par fermeture d'angle : **anticholinergiques** et **néosynéphrine**

Anticholinergiques : utilisés avec prudence en association aux **traitements atropiniques** (thymoanaleptiques imipraminiques, antihistaminiques H1, antiparkinsoniens, antipsychotiques phénothiazidiques)

# 17.3 Collyres anti-infectieux

## COLLYRES ANTI-INFECTIEUX

### Données pharmacologiques

Antibiotiques, à base de :

- **Acide fusidique** intervenant dans la synthèse des protéines des bactéries, en particulier Gram positives et anaérobies
- **Tétracyclines** (chlortétracycline)
- **Aminosides** (tobramycine)
- **Fluoroquinolones** (ciprofloxacine, norfloxacine, ofloxacine)
- **Macrolides** (azithromycine)
- **Autres antibiotiques** (rifamycine, néomycine, polymyxine)

Associations antibiotiques/glucocorticoïdes, (dexaméthasone ou triamcinolone) ou antibiotiques/AINS (indométacine) : adaptées pour une action antibactérienne et anti-inflammatoire

Antiviral (aciclovir) : actif sur le virus *Herpes simplex* (HSV) et *Varicelle-zona* (VZV) par inhibition de la thymidine kinase intervenant dans la synthèse de l'ADN viral

### Indications

Antibiotiques : traitement antibactérien local des **conjonctivites** des **kératites**, des **ulcères cornéens**, des **blépharites** et de l'**orgelet** dus à des germes sensibles aux antibiotiques concernés

Aciclovir : en pommade ophtalmique pour la **prévention des récidives d'infections oculaires à HSV** (kératites épithéliales après 3 récurrences par an ou en cas de facteur déclenchant connu, kératites stromales et kérato-uvéites après 2 récurrences par an), en cas de **chirurgie de l'œil** et dans le traitement des **kératites et kérato-uvéites à HSV**

Associations antibiotiques/glucocorticoïdes ou AINS : traitement local **anti-inflammatoire** et **antibactérien** de l'œilet de ses annexes (suites de la chirurgie ophtalmologique, infections dues à des germes sensibles avec composante inflammatoire)

### Effets indésirables

Glucocorticoïdes : si utilisation prolongée (hypertension oculaire, opacification du cristallin, kératite superficielle)

Allergies

Irritation locale de l'œil : AINS ou aciclovir présents dans certaines spécialités peuvent provoquer larmoiement, brûlure, hyperthermie conjonctivale

### Contre-indications et interactions médicamenteuses

Allergie au médicament

Port de lentilles (glucocorticoïdes)

Interactions : l'indométacine (AINS) doit être utilisée avec précautions chez les patients sous anticoagulants oraux

### Surveillance et conseils pratiques

- Temps de contact pour les collyres ne dépassant pas quelques min
- Temps de contact pour les pommades ophtalmiques plus long, mais risque de trouble de la vision (à utiliser préférentiellement le soir avant le coucher)

Durée de vie d'un collyre après ouverture = 15 j à 1 mois max

Bien se laver les mains avant et après chaque instillation oculaire

Jeter le récipient des formes unidose après utilisation et ne pas le conserver pour une utilisation ultérieure

Glucocorticoïdes peuvent induire une réaction positive des tests pratiqués lors de contrôles antidopage

# 18

# Médicaments des troubles génito-urinaires

MÉDICAMENTS DES TROUBLES GÉNITO-URINAIRES - SOMMAIRE

# 18.1 Anti-infectieux urinaires

## ANTI-INFECTIEUX URINAIRES

### Indications

Infections urinaires très fréquentes, particulièrement chez les femmes

- **Cystite simple** : inflammation de la vessie et de l'urètre d'origine infectieuse
- **Pyélonéphrite** : infection bactérienne du rein et du bassinet

➜ En général, les bactéries responsables sont d'origine intestinale (entérobactéries)

**Traitement de cystites ou d'urétrites aiguës non compliquées** :

- Soit **traitement monodose** en prise unique après avoir vidé la vessie (fosfomycine trométamol en 1re intention)
- Soit **traitement antibiotique probabiliste** court (pivmécillinam sur 5 j ou quinolones en prise unique ou nitrofurantoïne sur 5 j)
- Soit **antiseptique urinaire** (sulfaméthizol) pendant 10 j

**Cystite à risque de complication** : antibiotiques adaptés à l'**antibiogramme** (pénicillines, céphalosporines, nitrofurantoïne, fosfomycine trométamol) sur une durée de 7 j

**Pyélonéphrites et prostatites aiguës** : **antibiotiques** prescrits durant 2 à 3 sem en fonction des résultats de l'antibiogramme

**Cystite aiguë pendant la grossesse** :

- En **antibiothérapie probabiliste** : fosfomycine (en dose unique) ou pivmecillinam (7 j) ;
- **Suite à l'antibiogramme** : amoxicilline (en 1re intention)

### Données pharmacologiques

Agents anti-infectieux éliminés sous forme active dans les urines pour être utilisés dans le traitement des infections des voies urinaires

**Traitement de 1e intention** : antibiothérapie orale avec bêtalactamines (pénicillines, céphalosporines), quinolones, fosfomycine, nitrofuranes

**Antiseptique urinaire appartenant aux sulfamides** : sulfaméthizol

**Nitrofurantoïne et fosfomycine** : possèdent un large spectre d'activité (germes Gram+, Gram−, anaérobies)

➜ **Nitrofurantoïne** : inhibe plusieurs systèmes enzymatiques bactériens

➜ **Fosfomycine** : inhibe la synthèse de la paroi bactérienne

### Contre-indications et interactions médicamenteuses

**Fosfomycine** : contre-indiqués en cas d'allergie

**Nitrofurantoïne** : contre-indiqués en cas d'insuffisance rénale

**Interactions** :

- Administration concomitante de métoclopramide ralentit l'absorption de la fosfomycine
- La prise d'antiacides doit être effectuée à distance de l'administration de nitrofurantoïne

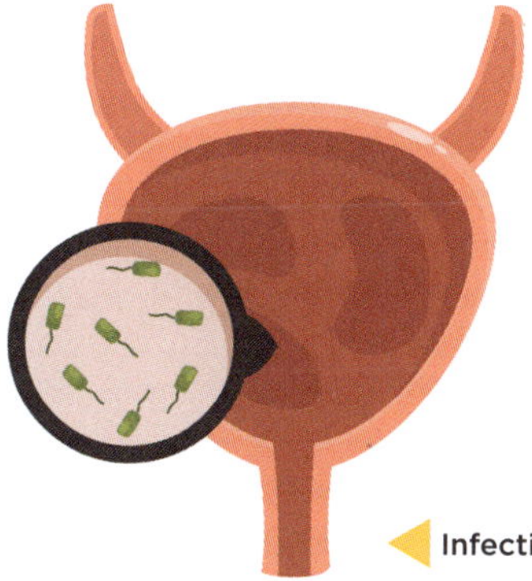


**Effets indésirables**

- Nitrofurantoïne et fosfomycine : **nausées, vomissements et manifestations allergiques** (prurit, urticaire)
- Nitrofurantoïne : responsable de l'apparition de **fibrose pulmonaire et d'ictère**, induit des **effets neurologiques** (vertiges, neuropathies périphériques)

**Surveillance et conseils pratiques**

- Respecter les règles d'hygiène
- Informer sur la nécessité de boire beaucoup (au moins **2 l d'eau par jour, par petites quantités réparties tout au long de la journée**) en évitant les boissons gazeuses et privilégiant les eaux de source
- Consommer certains aliments riches en vitamine C ou de la vitamine C pour acidifier les urines
  → Consommer des aliments acidifiant les urines (agrumes, tomates)
- Limiter la consommation d'épices, d'excitants et d'alcool, d'aliments irritants
- Chez l'enfant, ne pas utiliser de laits de toilette trop agressifs
- Dans certaines circonstances (cystites aggravées, pyélonéphrites), identification nécessaire de la bactérie en cause
  → Prescription d'un **examen cytobactériologique des urines (ECBU)**

# 18.2 Médicaments de l'incontinence urinaire et de l'adénome prostatique

**MÉDICAMENTS DE L'INCONTINENCE URINAIRE ET DE L'ADÉNOME PROSTATIQUE**

## Données pharmacologiques

**Alphabloquants** (alfuzosine, tamsulosine, térazosine, silodosine) : **antagonistes sélectifs des récepteurs alpha-1-adrénergiques postsynaptiques**, en particulier pour ceux situés au niveau de la prostate, du trigone vésical et de l'urètre
→ Diminuent la résistance à l'évacuation hors de la vessie par une action directe sur le muscle lisse du tissu prostatique, ainsi que la pression urétrale

**Antispasmodiques anticholinergiques** (oxybutynine, toltérodine, solifénacine, trospium, fésotérodine) agissent par antagonisme compétitif sur les **récepteurs cholinergiques**

**Inhibiteurs de la 5 alpha réductase** (ou 5 ARI : finastéride, dutastéride) et **extraits de *Serenoa repens*** : permettent de diminuer les **taux circulants de DHT** (dihydrotestostérone), principal responsable de l'hypertrophie de la prostate

**Extrait de *Pygeum africanum*** (prunier d'Afrique) = effet antiprolifératif sur les fibroblastes et myofibroblastes issus de cultures cellulaires de prostate humaine

**Flavoxate** : inhibiteur de la **phosphodiestérase**, possédant un effet antispasmodique musculotrope sans effet anticholinergique aux doses thérapeutiques
→ Diminue le seuil d'excitation vésicale lors de la distension, augmentant ainsi la capacité vésicale, possède des propriétés analgésiques

**Mirabégron** : agoniste puissant et sélectif des **récepteurs bêta 3-adrénergiques**
→ Améliore la fonction de remplissage vésical en exerçant un effet myorelaxant sur la vessie

## Indications

- **Médicaments pour l'incontinence urinaire** : antispasmodiques
- **Hypertrophie bénigne de la prostate (HBP)** : alphabloquants et 5 ARI soulageant les signes urinaires sans supprimer l'adénome

**Traitement des symptômes fonctionnels de l'hypertrophie** : alphabloquants et inhibiteurs de la 5 alpha réductase (5 ARI)

**Risque de rétention aiguë d'urine (RAU) et de chirurgie chez les patients ayant des symptômes modérés à sévères de l'HBP** : inhibiteurs de la 5 alpha réductase (5 ARI)

**Impériosité urinaire avec ou sans fuite** : exclusivement en cas de vessie instable : flavoxate, antagonistes des récepteurs cholinergiques et mirabégron

**Enurésie nocturne chez l'enfant** : oxytutynine

## Surveillance et conseils pratiques

**Éviter de consommer des aliments ou des boissons augmentant le besoin d'uriner ou étant susceptibles d'irriter la vessie** (café, thé et alcool)

**Ne pas trop boire avant le coucher**

**Éviter de fumer**

En cas d'excédent de poids, la **perte de cet excédent** soulage la pression exercée sur l'abdomen

**Vider complètement la vessie lors de la miction**
→ Uriner régulièrement toutes les 4 h, avant d'en avoir envie

# Médicaments de l'incontinence urinaire et de l'adénome prostatique

**Effets indésirables**

| | |
|---|---|
| **Alphabloquants** | Hypotension orthostatique, lipothymies, étourdissements, sensations vertigineuses, céphalées, nausées, diarrhée, constipation, sécheresse buccale, allergies (éruptions cutanées) |
| **Antispasmodiques anticholinergiques** | Sécheresse de la bouche, constipation, troubles de l'accommodation, anorexie, mydriase, tachycardie, nausées, rougeur du visage, agitation, impuissance, et troubles de la miction (la réduction de la dose diminue l'incidence de ces effets indésirables) |
| **Mirabégron** | Tachycardie et infections urinaires |

**Contre-indications et interactions médicamenteuses**

Hypersensibilité au médicament

Alphabloquants : contre-indiqués en cas d'antécédents d'**hypotension orthostatique**

Antispasmodiques anticholinergiques contre-indiqués en cas de :
- **Occlusion intestinale ou obstruction urinaire importante**
- **Mégacôlon toxique, colite ulcéreuse sévère, atonie intestinale**
- **Myasthénie, glaucome par fermeture de l'angle**
- **Tachyarythmie**
- **Hernie hiatale avec reflux gastro-œsophagien**
- **Allaitement**

Mirabégron : contre-indiqué chez les patients présentant une **hypertension artérielle sévère non contrôlée**

Interactions :
- **Traitement par des antagonistes du calcium** (antihypertenseurs) : risque d'hypotensions sévères majoré avec les alphabloquants
- **Médicaments à index thérapeutique étroit métabolisés par le CYP2D6** : antiarythmiques (flécaïnide, propafénone), thymoanaleptiques tricycliques (imipramine) : prudence avec le **mirabégron**

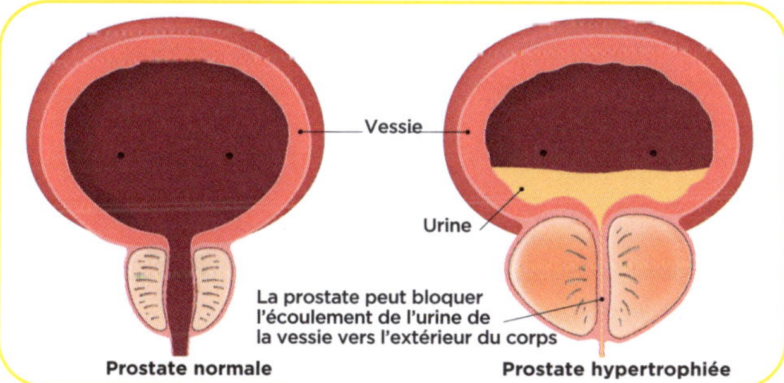


**Comparaison entre une prostate normale et une prostate hypertrophiée**

# Notes personnelles

# 19

# Médicaments de l'imagerie médicale/radiologie

MÉDICAMENTS DE L'IMAGERIE MÉDICALE/ RADIOLOGIE - SOMMAIRE

# 19.1 Produits de contraste iodés

**PRODUITS DE CONTRASTE IODÉS**

*= Augmentant artificiellement le contraste permettant de visualiser une structure anatomique ou pathologique naturellement peu ou pas contrastée*

## Indications

Administrés par **voie parentérale** (surtout IV) pour l'opacification du compartiment extracellulaire lors des examens radiographiques conventionnels ou lors des examens tomodensitométriques (scanner)

Peuvent être utilisés par **voies orale/rectale** lors de l'opacification du tube digestif dans les explorations scanographiques, en particulier en cas de contre-indication des produits à base de sulfate de baryum

## Données pharmacologiques

- On utilise la capacité des **produits de contraste iodés (PCI) à absorber les rayons X** ; leur efficacité est proportionnelle à leur teneur en iode
- Les PCI sont des produits qui dérivent du tri-iodobenzène
- Les PCI sont des traceurs extracellulaires
- Les PCI ne diffusent pas hors du secteur intravasculaire dans les territoires protégés par la barrière hémato-encéphalique (BHE), ne subissent pas de métabolisme et n'ont pas d'organe cible

→ L'élimination essentielle (95 à 99 %) est rénale

**Produits de haute osmolalité** (PHO) : rapport atomes d'iode / particules = 3/2 (1,5)
→ Monomères **ioniques**
→ Osmolarité entre 1 500 et 2 200 mOsm/kg

**Produits de basse osmolalité** (PBO) : rapport atomes d'iode /particules = 3/1 ou 6/2 (3)
→ Monomères **non ioniques** (1 cycle benzénique portant 3 atomes d'iodes)
→ Osmolarité entre 600 et 900 mOsm/kg

**Produits iso-osmolaires** (PIO) : rapport atomes d'iode / particules = 6/1 (6)
→ Dimères **non ioniques** portant 6 iodes par molécule
→ Osmolarité proche de 300 mOsm/kg

## Contre-indications et interactions médicamenteuses

**Grossesse/allaitement** : PCI non recommandé, mais peut être réalisé après appréciation du rapport bénéfice/risque
→ Interrompre l'allaitement durant 48 h

**Insuffisance rénale** : contre-indication non absolue

**Interactions** :
- **Metformine** (hypoglycémiant)
- **Bêtabloquants** : surveillance des patients, car pas de signes cliniques en cas de modifications cardiovasculaires

**Metformine** induit la production de lactates éliminés par le rein, sauf, en cas d'insuffisance rénale
→ Interrompre le traitement par metformine le jour de l'examen avec injection de PCI pour **48 h après l'injection de PCI**
→ Metformine réintroduit après contrôle de la fonction rénale (dosage de la créatininémie et de la clairance à la créatinine)

**Effets indésirables**

Effet liés aux mouvements d'eau :
- En raison de leur osmolalité supérieure à celle du plasma, l'injection d'un PCI (PHO ou PBO) entraîne un **appel d'eau** important dans le secteur interstitiel
- Cet appel d'eau participe à la **vasodilatation** périphérique (sensation de chaleur, diminution, **phénomènes douloureux** à l'injection par voie intra-artérielle) et entraîne une **hypervolémie**
- Les mouvements d'eau seront d'autant plus marqués que l'état du patient est précaire
- L'une des complications est l'**œdème aigu du poumon** (dyspnée, tachycardie)

Effets spécifiques d'organes : les complications rénales des PCI se manifestent par une toxicité rénale : **insuffisance rénale aiguë post-contraste** (IRA-PC)

Réactions d'hypersensibilité
- **Hypersensibilité allergique** (anaphylaxie, atopie, angiœdème)
- **Hypersensibilité non allergique** (histaminolibération)

**Surveillance et conseils pratiques**

Réactions indésirables aux PCI : imprévisibles chez les patients qui n'en ont jamais reçu comme chez ceux qui en ont déjà reçu sans incident
→ **Iode pas à l'origine de ces réactions**

Insister sur l'hydratation avec une eau minéralisée 24 havant et 24 h après l'examen avec PCI

Informer son médecin ou le radiologue lors d'antécédents de réaction allergique aux produits de contraste iodés

**En cas de clairance inférieure à 30 mL/mn** (injection intra-veineuse et injection artérielle de « 2nd passage ») ou **inférieure à 45 mL/min** (injection intra-artérielle de « 1er passage »), l'administration de produits de contraste iodés nécessite l'avis impératif du néphrologue

Demander au patient un **dosage de la créatininémie de moins de 3 mois** lorsque le patient présente une pathologie rénale connue, de l'hypertension artérielle, un diabète sucré

# Produits de contraste pour IRM

## Données pharmacologiques

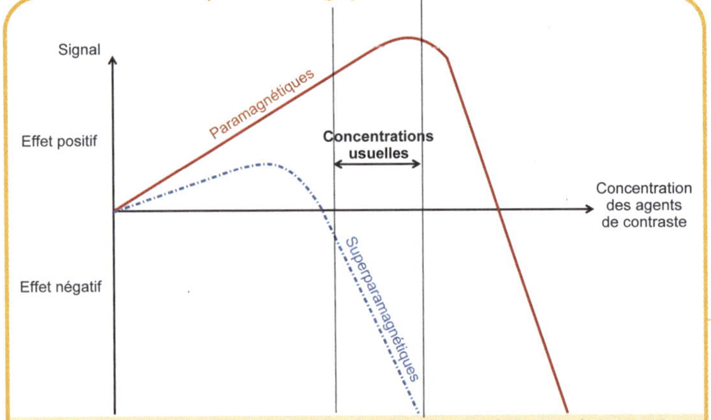


**Effet sur le signal selon la catégorie et la concentration de l'agent de contraste**

Les paramètres du contraste tissulaire en IRM relèvent des caractéristiques des tissus (densité protonique, valeur des temps de relaxation T1 et T2) et de la pondération des séquences :

- **Mécanisme d'action des produits de contraste en IRM indirect** : accélèrent la vitesse de relaxation des noyaux d'hydrogène les environnant en diminuant les temps de relaxation T1 et/ou T2
- Ces agents ont des **effets compétitifs sur le signal** à la fois positifs (rehaussement du signal) et négatifs (diminution du signal)

Agents paramagnétiques : le principe actif est le **gadolinium**

- **Agents de contraste positifs** (sur les séquences pondérées en T1, l'accumulation de contraste au niveau des lésions se manifeste comme un hypersignal)
- Le **gadolinium** est un ion toxique entrant en compétition avec les ions calcium endogènes, qui ne devient biocompatible que sous forme de chélates de gadolinium ou contrastophores
- Dans la **structure macrocyclique**, le gadolinium est lié plus étroitement à l'agent chélatant que dans la **structure linéaire**, et est donc moins susceptible de libérer du gadolinium libre dans le corps
- Traceurs des espaces extracellulaires
- Eliminés par les reins (demi-vie de l'ordre de 80 à 100 min)

Agents superparamagnétiques (composés de nano-particules d'oxyde de fer) : ne sont plus commercialisés en France depuis 2017

**PRODUITS DE CONTRASTE POUR IRM**

*= Améliorent la visualisation des lésions d'organes ou des vaisseaux*
*→ 1988 : les 1ers produits de contraste à base de Gadolinium commencent à être utilisés en France pour les examens en IRM*

## Effets indésirables

Réactions d'intolérance : du même type que celles notées lors des **injections de produits de contraste iodés**, mais plus rares et généralement plus minimes (nausées, céphalées, altération du goût, paresthésies de type fourmillements, picotements, engourdissements)

Fibrose systémique néphrogénique (FSN) : pathologie très rare mais grave chez les **patients insuffisants rénaux sévères**

# Produits de contraste pour IRM

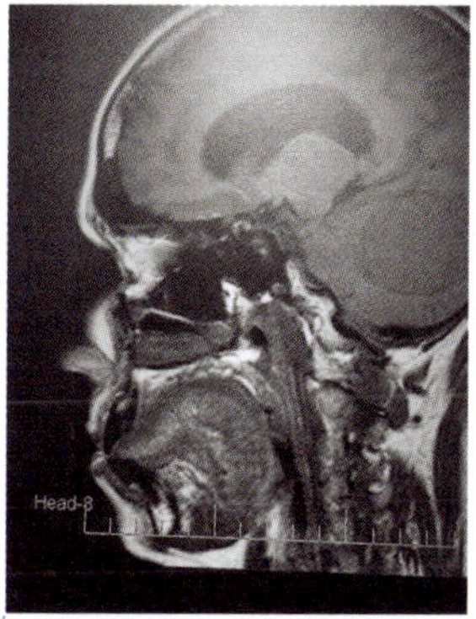


Exemple d'une image par IRM

**Surveillance et conseils pratiques**

Utilisation par l'IRM d'un champ magnétique
→ **Prévenir avant l'examen de l'existence d'éléments pouvant être influencés ou mobilisés** (corps étrangers métalliques au niveau de l'œil ou présents dans un matériel chirurgical métallique au niveau du crâne, pacemaker)

**Contre-indications et interactions médicamenteuses**

Hypersensibilité au médicament

Grossesse : injection non recommandée, mais pas de contre-indication absolue
→ **Gadobénatede diméglumine** : toxicité sur les fonctions de reproduction chez l'animal

**Indications**

Produits gadolinés paramagnétiques = seule catégorie de produits de contraste commercialisée en France

**Macrocycliques** : indiqués dans les explorations dans le cadre des **pathologies cérébrales et médullaires**, du **rachis** et **autres pathologies** du corps entier (dont angiographie), des **pathologies cérébrales et médullaires, du rachis et du corps entier**, pour les **IRM des territoires crâniens et rachidiens, angiographie, IRM du foie ou des reins, arthrographie** (Artirem®).

**Linéaires** : indiqués dans les explorations cérébrales et médullaires, du rachis, corps l'imagerie du foie (excrétion biliaire) et du système nerveux central, les angiographies

## 19.3 Modificateurs du comportement

### Données pharmacologiques

**Antipasmodiques** : action parasympatholytique sur les muscles lisses
- **Anticholinergiques** (atropine) : agissent au niveau nerveux autonome en bloquant les récepteurs de l'acétylcholine, neurotransmetteur du système parasympathique
- **Musculotropes** (phloroglucinol, trimébutine) : agissent au niveau du muscle lui-même et favorisent sa décontraction (ex. : inhibitionde l'entrée du calcium, agoniste enképhalinergique

**Agent péristaltique** (métoclopramide)

**Hypotonique** (glucagon)

**Bêtabloquants cardiosélectifs** (aténolol, esmolol, métoprolol)

### MODIFICATEURS DU COMPORTEMENT

### Indications

**Examens de radiologie digestive** : antispasmodiques, hypotonique, agent péristaltique

**Glucagon** : examens de tomodensitométrie (TDM), de résonance magnétique nucléaire (RMN) et d'angiographie numérisée (DSA)

**Métoclopramide** : en prémédication pour faciliter l'intubation naso-jéjunale

**Examens en imagerie cardiaque** : bêtabloquants cardiosélectifs pour les examens tomodensitométriques des artères coronaires

### Contre-indications et interactions médicamenteuses

**Anticholinergiques** : contre-indiqués en cas d'allergie connue au médicament, en cas d'adénome de la prostate et de glaucome

**Métoclopramide** contre-indiqué :
- Chez les enfants
- En cas d'hypersensibilité au principe actif ou à l'un des excipients conformément à la composition
- Chez les personnes ayant présenté précédemment des dyskinésies tardives aux neuroleptiques ou au métoclopramide
- Chez les femmes allaitant

**Bêtabloquants** contre-indiqués
- En cas d'allergie connue aux produits, d'asthme sévère et broncho-pneumopathie chronique obstructive (BPCO), d'insuffisance cardiaque non contrôlée par traitement d'hypotension, de bloc auriculo-ventriculaire, de bradycardie inférieure à 45/min
- Chez les patients présentant un syndrome de Raynaud ou de phéochromocytome non traité

**Effets indésirables**

Antispasmodiques
- **Tous** : réactions allergiques
- **Anticholinergiques** : troubles de l'accommodation oculaire avec mydriase, augmentation de fréquence cardiaque, sécheresse buccale, constipation et rétention urinaire

Glucagon : réactions allergiques

Métoclopramide :
- **Troubles de la circulation sanguine et lymphatique** : leucopénie, neutropénie, agranulocytose
- **Troubles du système immunitaire** : réactions allergiques dont anaphylaxie
- **Système endocrinien** : stimulation de la prolactine (prolactinémie) : augmentation du volume mammaire, gynécomastie, galactorrhée, troubles de menstruation, troubles de la libido
- **Troubles psychiatriques et troubles du système nerveux central** : assoupissement, fatigue, irritabilité (symptômes réversibles à l'arrêt du médicament)
- **Troubles cardiaques et vasculaires** : hypotension (particulièrement avec la forme injectable), hypertension, tachycardie (supraventriculaire)
- **Autres effets** : polyurie, incontinence

Bêtabloquants :
- Bradycardie sévère (par effets chronotrope et dromotropenégatifs)
- Aggravation d'une vasoconstriction périphérique préexistante, bronchoconstriction
- Asthénie,
- Refroidissement des extrémités par effet vasoconstricteur
- Insomnie et cauchemars
- Troubles digestifs (diarrhées, gastralgies, nausées etvomissements), impuissance

**Principe**

Mouvements respiratoires : donnent naissance à un aspect flou aux contours des structures digestives et à des artefacts fantômes qui dégradent l'image du tube digestif et des organes de l'abdomen supérieur

Péristaltisme intestinal : à l'origine d'une dégradation de la résolution spatiale

Qualité d'un examen tomodensitométrique des artères coronaires : dépend de la fréquence cardiaque
→ Au-dessus de 70/min, risque important d'avoir un examen de qualité médiocre

Toute technique diminuant les effets des mouvements des tissus /organes sur les images radiographiques ou par IRM améliore l'investigation
→ Utilisation dans ce but des médicaments modificateurs du comportement

# 19.4 Produits de contraste à base de sulfate de baryum

## PRODUITS DE CONTRASTE À BASE DE SULFATE DE BARYUM

### Indications

Différents examens du tube digestif à base de sulfate de baryum :

- **Réplétion** : organe rempli de la suspension pour diagnostiquer des lésions situées sur les bords (niches/lacunes) et des déformations de l'organe (tumeurs de voisinage)
- **Couche mince ou mucographie** : suspension ruisselant sur la muqueuse pour diagnostiquer des lésions de la muqueuse ou des épaississements de pli
- **Double contraste** : suspension associée à de l'air (ou $CO_2$) qui déplisse la muqueuse et apporte un contraste négatif pour voir les bords et les faces de la muqueuse déplissée

**Administration par voie orale** : **opacification du tube digestif haut** (TOGD : transit œsogastroduodénal)

**Administration par voie rectale** : **opacification du colon et du rectum** (lavement baryté)

**Administration par sonde** (examen par entéroclyse) au niveau de l'**angle duodéno-jéjunal** (ange de Treitz) pour **opacification de l'intestin grêle**

### Données pharmacologiques

**Sulfate de baryum BaSO4** : poudre blanche cristalline au poids moléculaire élevé, opaque aux rayons X, insoluble dans l'eau, non digéré ni absorbé dans le tube digestif

Le baryum (numéro atomique 56) accroît fortement l'**absorption des rayons X**

Utilisé par **voie orale ou rectale**, il tapisse le tube digestif dont il va permettre la localisation précise sur les images radiologiques

### Surveillance et conseils pratiques

Les suspensions à base de sulfate de baryum ont tendance à sédimenter
→ **les agiter avant de les utiliser**

Insister sur la nécessité du **jeûne avant les examens par voie orale ou par voie rectale**

### Effets indésirables

**Réactions d'hypersensibilité** : restent exceptionnelles et feraient intervenir les **additifs utilisés dans les préparations**, voire les **latex des canules**, plus que la résorption intestinale du produit, très faible

**Réaction inflammatoire** : en cas de perforations préexistantes du tube digestif, la présence de fines particules de sulfate de baryum entraîne une réaction inflammatoire grave au niveau péritonéal

### Contre-indications et interactions médicamenteuses

**Suspicion ou risque de perforation au niveau du tube digestif**

**Syndrome occlusif**

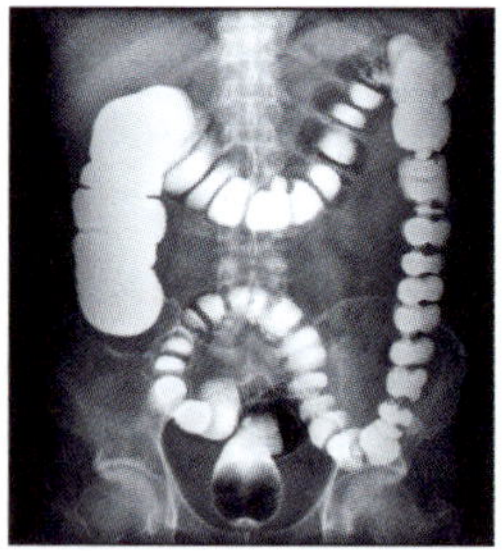

Lavement baryté

# Exercices ludiques

## Chapitre 1 Définition, conception et mise en forme des médicaments

### Exercice 1 – Points à relier

| | |
|---|---|
| Préparation officinale • | • Tout médicament préparé à l'avance par l'industrie pharmaceutique |
| Préparation magistrale • | • Tout médicament préparé extemporanément en pharmacie selon une prescription destinée à un patient déterminé |
| Spécialité pharmaceutique • | • Tout médicament préparé à l'avance en pharmacie destiné à la clientèle sur conseil du pharmacien |

### Exercice 2 – Texte à trous

Définition du médicament (article ____________ du Code de la santé publique) : « On entend par médicament toute ____________ ou ____________ présentée comme ____________ des propriétés ____________ ou ____________ à l'égard des maladies humaines ou animales, ainsi que toute substance ou composition pouvant être utilisée chez l'homme ou chez l'animal ou pouvant leur être administrée, en vue d'établir un ____________ ou de ____________ ____________ ou ____________ leurs fonctions physiologiques en exerçant une action ____________, ____________ ou ____________. »

### Exercice 3 – Choix

Quelles sont parmi les propositions suivantes les principales formes galéniques pour la voie cutanée ?

a) Pommades

b) Crèmes

c) Gélules

d) Gels

e) Comprimés

f) Patchs

# Exercices ludiques

## Exercice 4 - Rébus

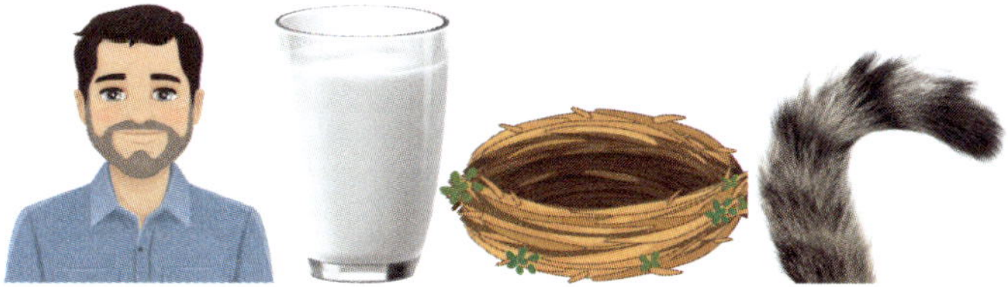

_ _ _ _ _ _ _ _ _ (9 lettres)

## Exercice 5 - Devinette

Par cette voie, le médicament doit être stérile, limpide, apyrogène. Son pH doit être proche de la neutralité. L'administration ne doit pas être irritante ou le moins possible.

La vitesse d'administration doit être toujours lente et diluée si nécessaire. Cette voie constitue la voie d'urgence.

_ _ _ _   _ _ _ _ _ _ _ _ _ _ _ _ _
(17 lettres)

## Chapitre 2 Sécurité du circuit du médicament à l'hôpital

### Exercice 1 - Points à relier

| | |
|---|---|
| Médicaments stupéfiants • | • Durée de prescription maximale 12 mois |
| Psychotropes • | • Durée de prescription limitée parfois à 12 semaines |
| Listes I et II • | • Durée de prescription limitée parfois à 7 jours |

### Exercice 2 - Texte à trous

Une substance vénéneuse est une substance qui, une fois introduite dans l'organisme, peut produire des ____________ ____________ car elle possède une ____________ ____________ même à ____________ ____________.

### Exercice 3 - Choix

La prescription de médicaments appartenant aux stupéfiants...

a) Est limitée à 5 jours en général

b) Est limitée à 6 jours en général

c) Est limitée à 7 jours en général

d) Est inscrite en chiffres pour sa posologie

e) Est possible pour 14 jours pour certaines formes

### Exercice 4 - Rébus

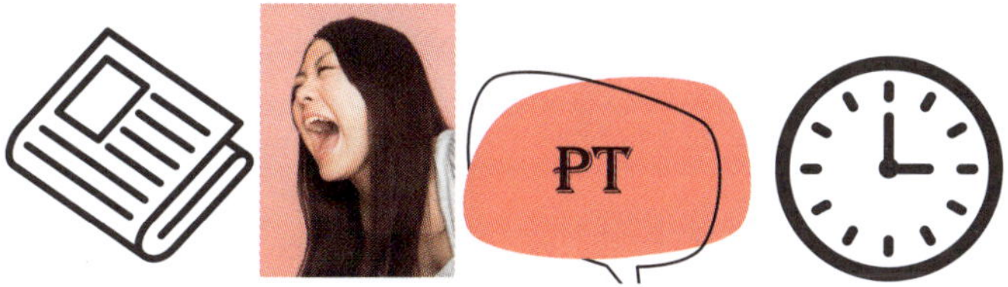


_ _ _ _ _ _ _ _ _ _ _ _ _ (13 lettres)

### Exercice 5 - Devinette

Elle concerne uniquement la prescription de médicaments à usage humain. Elle ne peut être photocopiée. Elle comporte en bas à gauche un carré labellisé.

Elle doit indiquer en lettres, dans le carré labellisé, le nombre total de médicaments prescrits.

_ _ _ _ _ _ _ _ _ _   _ _ _ _ _ _ _ _ _
(19 lettres)

# Exercices ludiques

## Chapitre 3 Risques liés au médicament et surveillance

### Exercice 1 – Points à relier

| | |
|---|---|
| Pharmacovigilance • | • Surveillance, évaluation, prévention et gestion du risque d'effet indésirable résultant de l'utilisation des médicaments |
| Addictovigilance • | • Surveillance des effets toxiques pour l'homme d'un produit, d'une substance ou d'une pollution |
| Toxicovigilance • | • Surveillance des cas d'abus et de pharmacodépendance liés à la prise de substances ou plantes ayant un effet psychoactif |

### Exercice 2 – Texte à trous

La pharmacodépendance est « l'ensemble de phénomènes __________ , __________ et __________ d'intensité variable, dans lesquels l'utilisation d'une ou plusieurs __________ __________ devient hautement prioritaire et dont les caractéristiques essentielles sont le __________ __________ de se procurer et de prendre la ou les substances en cause et leur recherche permanente.

### Exercice 3 – Choix

Quelle proposition peut être rattachée au mésusage du médicament ?

a) Usage excessif intentionnel de médicaments

b) Administration d'une quantité de médicament supérieure à la dose maximale recommandée

c) Erreur non intentionnelle d'un professionnel de santé

d) Utilisation intentionnelle et inappropriée d'un médicament non conforme à l'AMM

### Exercice 4 – Rébus

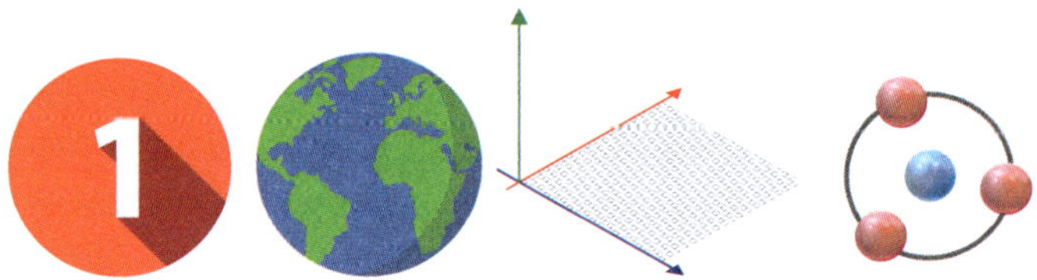


_ _ _ _ _ _ _ _ _ _ _ (11 lettres)

### Exercice 5 – Devinette

C'est une réaction nocive et non voulue à un médicament. Elle survient également à l'occasion d'un mésusage, d'un abus, d'un surdosage ou d'une erreur médicamenteuse.

_ _ _ _ _  _ _ _ _ _ _ _ _ _  _ _ (16 lettres)

## Chapitre 4 Devenir et effets *in vivo* des médicaments

### Exercice 1 – Points à relier

| | | | |
|---|---|---|---|
| Efficacité | • | • | $CE_{50}$ |
| Sélectivité | • | • | $E_{max}$ |
| Puissance | • | • | Affinité plus élevée pour ledit récepteur par rapport à d'autres récepteurs |

### Exercice 2 – Texte à trous

La ____________ = vitesse et ____________ avec lesquelles la substance active ou sa fraction active est absorbée à partir de sa formulation pharmaceutique et devient disponible au site d'action ; fraction de la dose de médicament administré qui atteint la ____________ ____________ sous forme ____________ et la ____________ à laquelle elle l'atteint.

### Exercice 3 – Choix

Quelle proposition peut être rattachée à la notion d'antagoniste ?

a) Molécule adaptée au récepteur et capable de produire le même effet biologique que le ligand naturel du récepteur concerné

b) Molécule suffisamment proche de la structure du ligand naturel pour pouvoir être fixée au niveau du récepteur, mais incapable d'en faire jouer le mécanisme

c) Molécule suffisamment proche de la structure du ligand naturel pour pouvoir être fixée au niveau du récepteur et qui donne un effet biologique opposé au ligand naturel

### Exercice 4 – Rébus

_ _ _ _ _ _ _ _ _ _ _ _ _ (13 lettres)

### Exercice 5 – Devinette

Elle correspond à la phase de diffusion du principe actif dans l'ensemble de l'organisme à partir du plasma.

_ _ _ _ _ _ _ _ _ _ _ _ (12 lettres)

# Exercices ludiques

## Chapitre 5 Médicaments de la cardiologie

### Exercice 1 – Points à relier

| | | | |
|---|---|---|---|
| Antiangoreux | • | • | Dérivés nitrés |
| Antiarythmiques | • | • | Nifédipine |
| Inhibiteurs calciques | • | • | Amiodarone |

### Exercice 2 – Texte à trous

__________ est une substance plasmatique produite à partir de l'angiotensine I au niveau du __________ sous l'influence de l'enzyme de conversion de l'angiotensine __________. Elle entraîne une __________ importante et une __________ de la pression artérielle.

Les __________ ou __________ bloquent l'action de l'angiotensine II par antagonisme compétitif au niveau des récepteurs AT1. Leur inhibition entraîne ainsi une __________ de la pression artérielle.

### Exercice 3 – Choix

Quelle proposition peut être rattachée aux bêtabloquants ?

a) Ils n'agissent que sur les récepteurs cardiaques

b) Ils sont indiqués dans le traitement de l'hypotension artérielle

c) Ils peuvent induire une bradycardie sévère

### Exercice 4 – Rébus

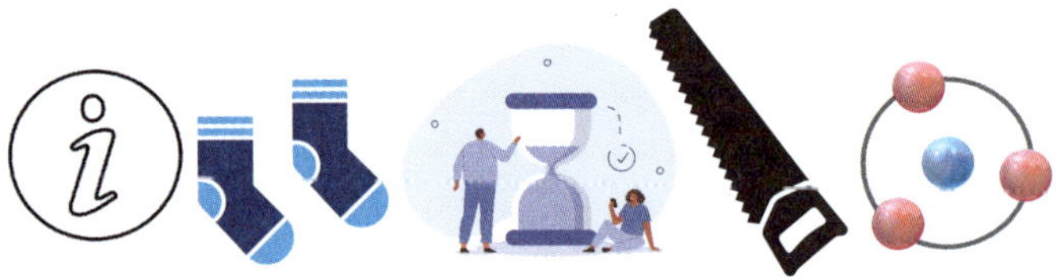

__ __ __ __ __ __ __ __ __ __ __ __ (12 lettres)

### Exercice 5 – Devinette

Ce médicament, appartenant au groupe des sulfamides, entraîne une excrétion accrue des ions sodium et potassium au niveau de la portion ascendante de l'anse de Henlé.

__ __ __ __ __ __ __ __ __ __ (10 lettres)

## Chapitre 6 Médicaments de la médecine vasculaire

### Exercice 1 – Points à relier

| | | | |
|---|---|---|---|
| Acide acétylsalicylique | • | • | Inhibition de l'époxyde réductase |
| Antivitamines K | • | • | Inhibition de la cyclooxygénase plaquettaire |
| Héparines | • | • | Activation de l'antithrombine III |

### Exercice 2 – Texte à trous

Les antiagrégants plaquettaires sont des ____________ qui interviennent au cours de l'hémostase ____________. Ils agissent sur les ____________ en neutralisant leurs capacités d'agrégation. Ils sont indiqués dans la ____________ des complications thrombotiques de l'athérosclérose.

### Exercice 3 – Choix

Quelle proposition peut être rattachée aux fibrinolytiques ?

a) Ils favorisent la transformation du plasminogène inactif en plasmine active

b) Ils favorisent les thromboses

c) Ils peuvent être associés aux AINS

### Exercice 4 – Rébus

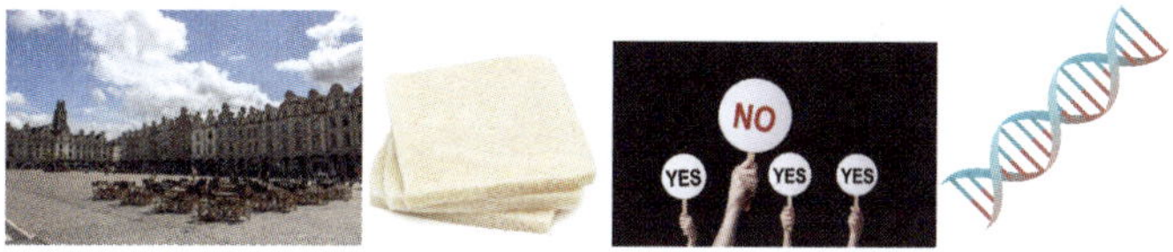


_ _ _ _ _ _ _ _ _ _ _ _ (12 lettres)

### Exercice 5 – Devinette

Ce groupe de médicaments permet de relâcher les fibres musculaires lisses. Ils sont destinés à traiter une ischémie pour permettre un apport adapté en dioxygène.

_ _ _ _ _ _ _ _ _ _ _ _ _ _ _ (15 lettres)

# Exercices ludiques

## Chapitre 7 Médicaments de la lutte anti-infectieuse

### Exercice 1 - Points à relier

| | | | |
|---|---|---|---|
| Pénicillines | • | • | Inhibition de la synthèse du peptidoglycane |
| Macrolides | • | • | Inhibition des topo-isomérases et ADN-gyrases |
| Fluoroquinolones | • | • | Inhibition de la synthèse des protéines |

### Exercice 2 - Texte à trous

Un ____________ est un médicament constitué d'un dérivé non pathogène, appelé antigène, d'un agent bactérien ou viral. Après inoculation dans l'organisme, l'antigène induit une protection ____________ contre l'agent pathogène concerné grâce à l'acquisition d'une ____________ cellulaire, humorale (____________) ou mixte.

### Exercice 3 - Choix

Quelle proposition peut être rattachée aux immunostimulants ?

a) Ils sont dirigés contre certaines cytokines inflammatoires

b) Ils sont indiqués dans le traitement des cancers

c) Ils sont contre-indiqués chez les personnes immunodéprimées

### Exercice 4 - Rébus

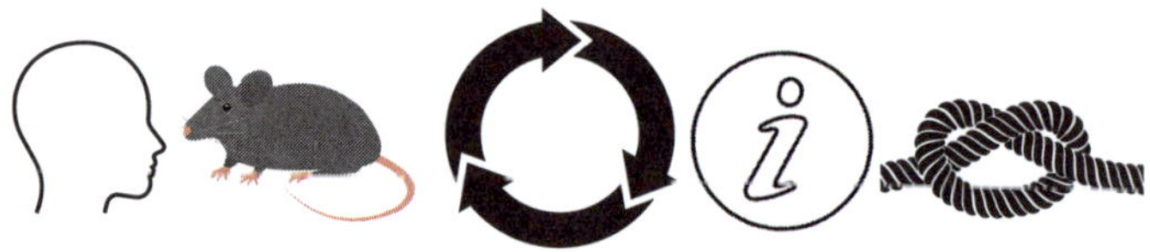

_ _ _ _ _ _ _ _ _ _ _ _ (12 lettres)

### Exercice 5 - Devinette

Ces médicaments sont des préparations ayant la propriété d'éliminer ou de tuer les microorganismes ou d'inactiver les virus sur des tissus vivants.

_ _ _ _ _ _ _ _ _ _ _ _ _   _ _ _ _ _ _

(19 lettres)

## Chapitre 8 Médicaments de la psychiatrie et de la neurologie

### Exercice 1 – Points à relier

| | | | |
|---|---|---|---|
| Carbamazépine | • | • | Réduisent les symptômes de la dépression |
| Carbonate de lithium | • | • | Antiépileptique à effet inducteur enzymatique |
| Thymoanaleptiques | • | • | Régulateur de l'humeur |

### Exercice 2 – Texte à trous

Le ____________ est un sympathomimétique d'action centrale apparenté aux amphétamines qui induit l'____________ de la recapture des catécholamines ____________ et ____________ et qui augmente la libération des ____________ sympathiques au niveau synaptique.

### Exercice 3 – Choix

Quelle proposition peut être rattachée aux benzodiazépines ?

a) Ce sont des nooleptiques

b) Elles peuvent provoquer une dépression respiratoire

c) Elles sont délivrées uniquement sur ordonnance sécurisée

### Exercice 4 – Rébus

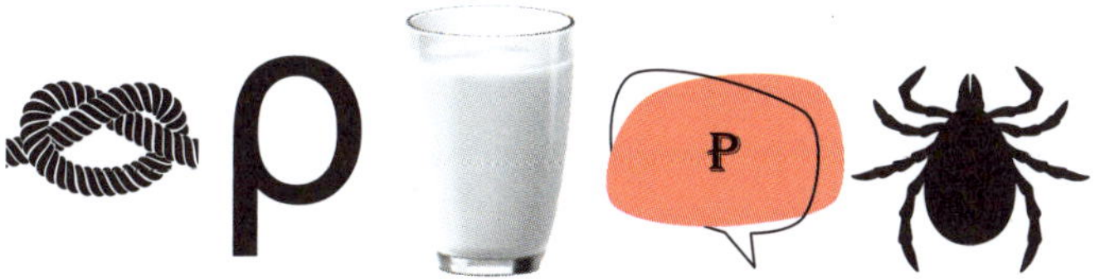


_ _ _ _ _ _ _ _ _ _ _ _ _ _ (14 lettres)

### Exercice 5 – Devinette

Ce groupe de médicaments psychotropes à action psycholeptique est également appelé tranquillisants.

_ _ _ _ _ _ _ _ _ _ _ _ _ (13 lettres)

# Exercices ludiques

## Chapitre 9 Médicaments de l'anesthésiologie/réanimation chirurgicale

### Exercice 1 – Points à relier

| | | | |
|---|---|---|---|
| Atropine | • | • | Analgésique opioïde |
| Propofol | • | • | Antispasmodique anticholinergique |
| Tramadol | • | • | Hypnotique |

### Exercice 2 – Texte à trous

Les ____________ sont destinés à faciliter l'intubation du patient et à induire le ____________ musculaire.

Les anesthésiques ____________ sont des substances gazeuses ou des liquides très volatils. La plupart de ces anesthésiques renforce la fonction du récepteur ____________. Ils entraînent une ____________ de la libération du glutamate.

### Exercice 3 – Choix

Quelle proposition peut être rattachée aux anesthésiques inhalés ?

a) Ils diminuent l'ouverture du canal Cl couplé au récepteur GABA-A

b) Ils sont systématiquement utilisés dans l'induction de l'anesthésie générale

c) Ils sont souvent irritants pour les muqueuses

### Exercice 4 – Rébus

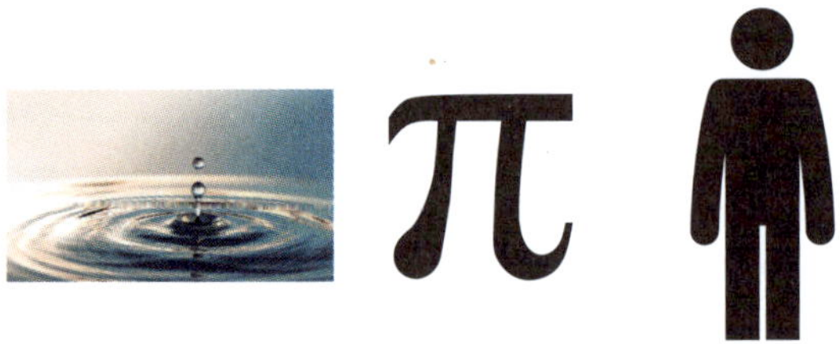

__ __ __ __ __ (5 lettres)

### Exercice 5 – Devinette

Cette substance analgésique est à l'origine d'une constipation, d'une dépression respiratoire, de nausées et vomissements, de sédation et d'effets psychodysleptiques. Elle est responsable d'une dépendance psychique et physique.

__ __ __ __ __ __ __ __ (8 lettres)

# Chapitre 10 Médicaments de la diabétologie et maladies métaboliques

## Exercice 1 – Points à relier

| | | | |
|---|---|---|---|
| Fibrate | • | • | Inhibiteur de l'uricosynthèse |
| Metformine | • | • | Stimule l'élimination du cholestérol |
| Allopurinol | • | • | Induit une acidose lactique |

## Exercice 2 – Texte à trous

Le diabète de ____________ résulte d'une mauvaise utilisation de l'____________ par l'organisme. La maladie est favorisée par une baisse de sensibilité des cellules à l'insuline appelée aussi ____________.

Le traitement par hypoglycémiants est le complément d'un ____________ ____________ et d'une activité physique régulière adaptés pour contrôler la glycémie.

## Exercice 3 – Choix

Quelle proposition peut être rattachée aux insulines ?

a) Elles sont produits par génie génétique

b) Elles ont toutes la même durée d'action

c) Elles sont toutes identiques à la séquence d'acides aminés de l'insuline humaine

## Exercice 4 – Rébus

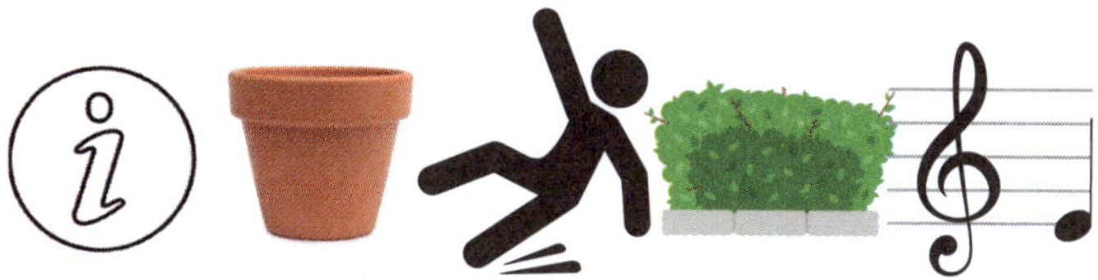

_ _ _ _ _ _ _ _ _ _ _ _ (12 lettres)

## Exercice 5 – Devinette

Ces médicaments inhibent le fonctionnement de l'HMG CoA réductase, enzyme qui assure la transformation de l'hydroxy-méthyl-coenzyme A en acide mévalonique, précurseur des stérols.

_ _ _ _ _ _ _ _ _ _ _ _ _ _   _ _

_ _ _ _   _ _ _ _ _ _ _ _ (28 lettres)

# Exercices ludiques

## Chapitre 11 Médicaments analgésiques et de la réaction inflammatoire

### Exercice 1 – Points à relier

| | | |
|---|---|---|
| Propriétés antiallergiques • | | • Glucocorticoïdes |
| Effet analgésique pur • | | • AINS |
| Traitement des douleurs inflammatoires • | | • Paracétamol |

### Exercice 2 – Texte à trous

Les anti-inflammatoires non stéroïdiens ou ____________ possèdent un effet ____________, anti-inflammatoire, antipyrétique et ____________ ____________. Ils diminuent la synthèse des ____________ par inhibition de la cyclo-oxygénase ou COX. Avec les antithrombotiques, ces médicaments majorent le risque ____________.

### Exercice 3 – Choix

Quelle proposition peut être rattachée aux glucocorticoïdes ?

a) Ils peuvent diminuer la glycémie

b) Ils peuvent entraîner une rétention hydrosodée

c) Ils augmentent la masse musculaire

### Exercice 4 – Rébus

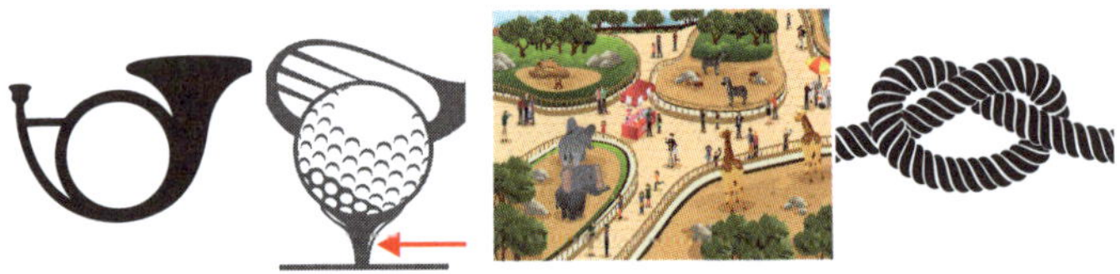

_ _ _ _ _ _ _ _ _ (9 lettres)

### Exercice 5 – Devinette

Ce médicament constitue le traitement analgésique de première intention chez l'enfant et le nourrisson.

_ _ _ _ _ _ _ _ _ _ _ (11 lettres)

## Chapitre 12 Médicaments de l'endocrinologie

### Exercice 1 - Points à relier

| | |
|---|---|
| Œstroprogestatifs • | • Tachycardie |
| Hormones thyroïdiennes • | • Stimulation de la sécrétion de gonadolibérine |
| Analogues de la GnRH • | • Risque thromboembolique |

### Exercice 2 - Texte à trous

Dans le traitement de l'hyperthyroïdie, les médicaments ____________ ou l'irradiation par ____________ ____________ empêchent la production des ____________ déjà en excès. Le traitement de l'____________ fait appel à des hormones thyroïdiennes de synthèse pour suppléer le système défaillant.

### Exercice 3 - Choix

Quelle proposition peut être rattachée aux inhibiteurs de prolactine ?

a) Stimulation de la lactation

b) Traitement de la dépression

c) Traitement de la maladie de Parkinson

### Exercice 4 - Devinette

Ces médicaments sont contre-indiqués dans le cas de cancer de la thyroïde TSH dépendant.

_ _ _ _ _ _ _ _ _ _ _ _ _ _ _ _ _ _ _ _ _ _ _ _ _ (25 lettres)

## Chapitre 13 Médicaments de l'oncologie

### Exercice 1 – Points à relier

| | |
|---|---|
| Agent alkylant • | • Moutardes à l'azote |
| Antagoniste dopaminergique • | • Dompéridone |
| Traitement antiémétique associé • | • Anxiolytique |

### Exercice 2 – Texte à trous

De nombreux traitements ____________ peuvent provoquer des ____________, associées ou non à des vomissements liés à une stimulation du centre de vomissement.

Pour prévenir en particulier les vomissements ____________, plusieurs types de médicaments ____________ sont utilisables.

### Exercice 3 – Choix

Quelle proposition peut être rattachée aux agents intercalants ?

a) Ils sont capables de s'insérer entre les paires de bases de l'ADN

b) Ils forment des radicaux alkyles

c) Ils sont appelés poisons du fuseau

### Exercice 4 – Rébus

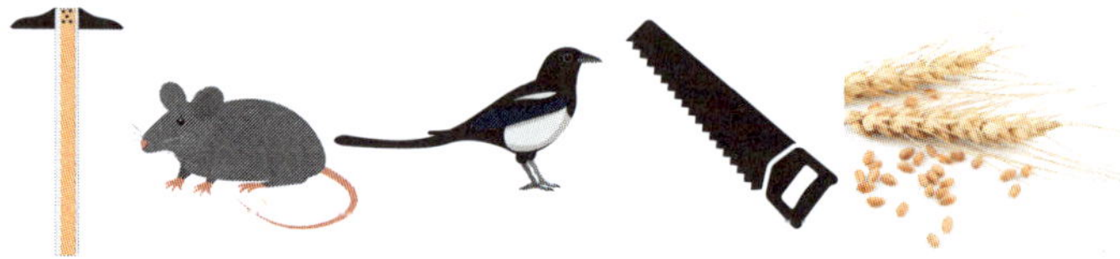

_ _ _ _ _ _ _ _ _   _ _ _ _ _ _ _ _

(14 lettres)

### Exercice 5 – Devinette

Ce sont des médicaments utilisés comme antinéoplasiques. Ils sont analogues structuraux notamment de bases azotées des nucléotides afin de détourner une ou plusieurs voies nécessaires à la synthèse de l'ADN qui se déroule au cours de la phase S du cycle, avant la division cellulaire (phase M).

_ _ _ _ _ _ _ _ _ _ _ _ _ _ _ (15 lettres)

# Chapitre 14 Médicaments de la gastro-entérologie

## Exercice 1 - Points à relier

| | | | |
|---|---|---|---|
| Antisécrétoire intestinal | • | • | Traitement de l'œsophagite par reflux |
| Antisécrétoire gastrique | • | • | Troubles de l'hydratation |
| Laxatif | • | • | Antidiarrhéique |

## Exercice 2 - Texte à trous

Les antisécrétoires gastriques correspondent aux antihistaminiques anti-H2 (ils inhibent la __________ __________ de l'estomac en bloquant les récepteurs H2 de l'__________ ) et aux __________ de la __________ à __________ (ils bloquent la sortie des ions H+ des cellules de la paroi de l'estomac).

Les __________ __________ stimulent la production de prostaglandines, de mucus et de bicarbonates protecteurs.

## Exercice 3 - Choix

Quelle proposition peut être rattachée aux ralentisseurs du transit intestinal ?

a) Ils contiennent des probiotiques

b) Ils diminuent la motilité et les sécrétions intestinales

c) Ils sont indiqués dans le traitement de la constipation

## Exercice 4 - Rébus

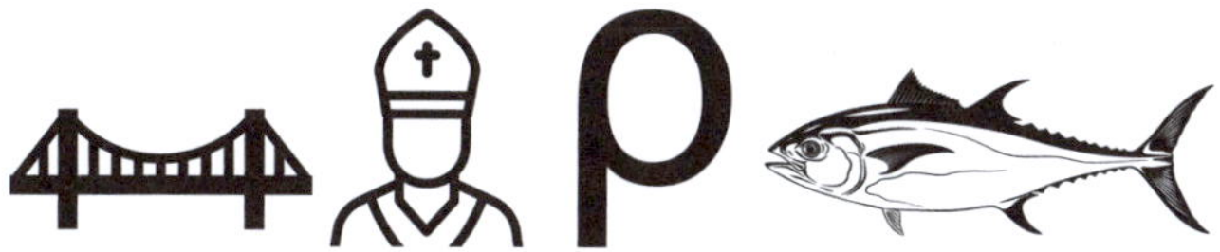

_ _ _ _ _   _   _ _ _ _ _ _ _
(13 lettres)

## Exercice 5 - Devinette

Ce type de médicaments renfermant de l'argile ou du charbon limite les gaz intestinaux et protège la muqueuse intestinale.

_ _ _ _ _ _ _ _ _ _
_ _ _ _ _ _ _ _ _ _ _ (21 lettres)

# Exercices ludiques

## Chapitre 15 Médicaments de la pneumologie

### Exercice 1 – Points à relier

Tachycardie •
Action sympathomimétique •
Anti-IgE •

• Inhibition de la dégranulation des mastocytes
• Bronchodilatateurs
• Bêta-2 stimulant

### Exercice 2 – Texte à trous

Les __________ anticholinergiques sont indiqués dans le traitement symptomatique de la crise d'asthme, en complément d'un bêta-2 __________ de courte durée d'action, et dans le traitement symptomatique continu du __________ réversible au cours de broncho-pneumopathie chronique obstructive.

Les __________ inhalés constituent le traitement anti-inflammatoire de référence pour le traitement __________ de l'asthme.

### Exercice 3 – Choix

Quelle proposition peut être rattachée aux antitussifs opiacés ?

a) Certains dépriment le centre respiratoire

b) Ils ne présentent pas de risque de dépendance

c) Ils sont indiqués dans les toux grasses et productives

### Exercice 4 – Rébus

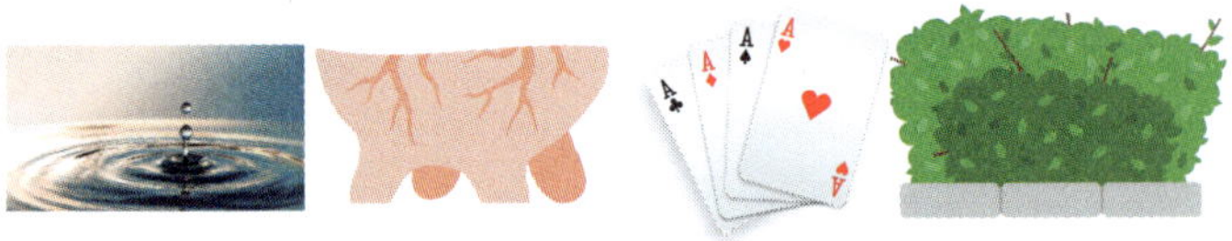


_ _ _ _ _ _ (6 lettres)

### Exercice 5 – Devinette

Ce type de traitement consiste en une projection dans les voies respiratoires d'un micro-brouillard de substances volatiles, médicamenteuses ou non.

_ _ _ _ _ _ _ _ _ _ _ _ _ _ _   _ _ _

_ _ _ _ _ _ _ _ _ _ _ _ (30 lettres)

## Chapitre 16 Médicaments de la dermatologie

### Exercice 1 – Points à relier

| | |
|---|---|
| Aciclovir • | • Poux |
| Pyréthrine • | • Acné |
| Cyclines • | • Virus herpes |

### Exercice 2 – Texte à trous

L'____________ est une maladie dermatologique ____________ du follicule pilosébacé constitué d'un poil associé à une glande sébacée. Les médicaments ____________ permettent de prévenir ou de traiter les manifestations de l'acné et ses complications médicales. Ce sont des traitements administrés par voie ____________ ou par voie ____________, adaptés à la sévérité de l'atteinte acnéique.

### Exercice 3 – Choix

Quelle proposition peut être rattachée à l'isotrétinoïne ?

a) Dérivé de la vitamine B6

b) Augmente la production de sébum

c) Contre-indiquée durant la grossesse

### Exercice 4 – Rébus

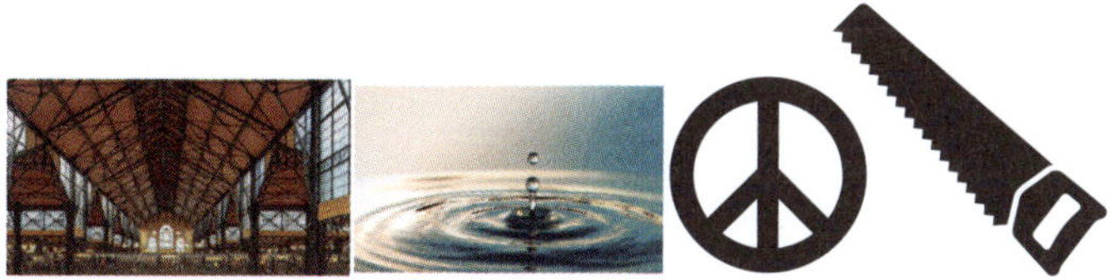

_ _ _ _ _ _ _ _ (8 lettres)

### Exercice 5 – Devinette

Cette substance stimule la croissance des kératinocytes *in vitro* et *in vivo* et la pousse des cheveux chez les sujets présentant une alopécie androgénétique.

_ _ _ _ _ _ _ _ _ (9 lettres)

# Exercices ludiques

## Chapitre 17 Médicaments de l'ophtalmologie

### Exercice 1 – Points à relier

| | |
|---|---|
| Agonistes alpha-2 • | • Diminuent la production d'humeur aqueuse |
| Inhibiteurs de l'anhydrase carbonique • | • Sympathomimétiques |
| Atropine • | • Anticholinergique |

### Exercice 2 – Texte à trous

Le ____________ est une maladie chronique qui se développe lorsque la pression du liquide intraoculaire s'élève. Le système d'écoulement de l'____________ ____________ ne fonctionne plus correctement ou la production de liquides est trop importante. La conséquence est une ____________ de la pression intraoculaire qui peut endommager le nerf ____________ avec perte de vision périphérique.

### Exercice 3 – Choix

Quelle proposition peut être rattachée aux préparations mydriatiques ?

a) Elles inhibent le dilatateur de l'iris

b) Elles peuvent engendrer des troubles de l'accommodation

c) Elles peuvent renfermer de l'adrénaline

### Exercice 4 – Rébus

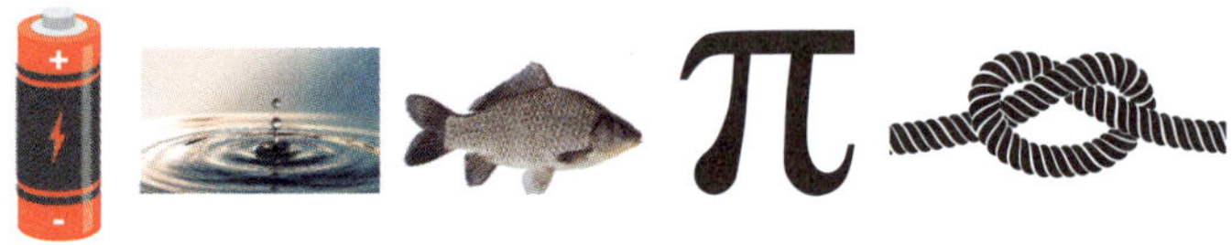


__ __ __ __ __ __ __ __ __ __ __ (11 lettres)

### Exercice 5 – Devinette

Cette classe de médicaments antiglaucomateux est contre-indiquée chez les patients asthmatiques ou qui présentent une bradycardie.

__ __ __ __ __ __ __ __ __ __ __ __ __ (13 lettres)

## Chapitre 18 Médicaments des troubles génito-urinaires

### Exercice 1 - Points à relier

| | |
|---|---|
| Alphabloquants • | • Antibiothérapie de l'infection urinaire |
| Antispasmodiques anticholinergiques • | • Constipation, troubles de l'accommodation |
| Amoxicilline • | • Hypertrophie bénigne de la prostate |

### Exercice 2 - Texte à trous

Les infections urinaires sont très fréquentes, particulièrement chez les femmes. La ____________ simple correspond à une inflammation de la vessie et de l'urètre d'origine infectieuse. La ____________ est une infection bactérienne du rein et du bassinet. En général, les bactéries responsables sont d'origine ____________.

Lors d'infections non compliquées, il pourra être indiqué un traitement ____________ en prise unique ____________ en 1re intention).

### Exercice 3 - Choix

Quelle proposition peut être rattachée aux inhibiteurs de la 5 alpharéductase (5 ARI) ?

a) Ils possèdent des effets anticholinergiques

b) Ils diminuent les taux plasmatiques de dihydrotestostérone

c) Ils sont des antispasmodiques

### Exercice 4 - Rébus

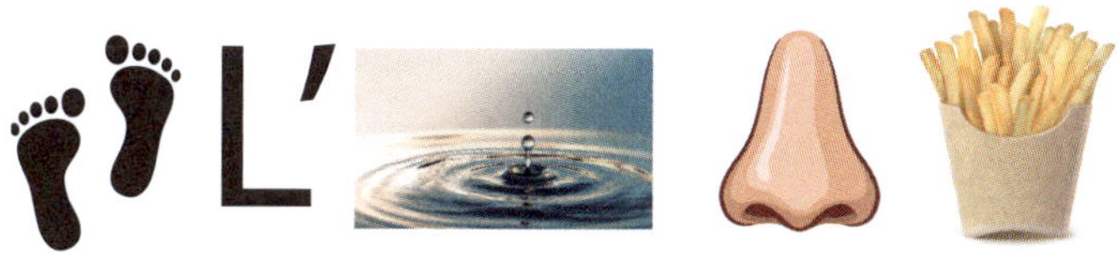


_ _ _ _ _ _ _ _ _ _ _ _ _ (13 lettres)

### Exercice 5 - Devinette

C'est une classe de médicaments antagonistes des récepteurs adrénergiques postsynaptiques qui diminue la résistance à l'évacuation de l'urine hors de la vessie.

_ _ _ _ _ _ _ _ _ _ _ _ _ _ (14 lettres)

# Exercices ludiques

## Chapitre 19 Médicaments de l'imagerie médicale/radiologie

### Exercice 1 - Points à relier

| | |
|---|---|
| Produits de contraste iodés • | • Examen double contraste |
| Produits pour IRM • | • Produits gadolinés |
| Produits à base de sulfate de baryum • | • Examens scanner |

### Exercice 2 - Texte à trous

Un ____________ de ____________ est un ____________ qui augmente artificiellement le contraste permettant de ____________ une structure anatomique ou pathologique naturellement peu ou pas contrastée, et que l'on aurait donc du mal à distinguer des ____________ voisins.

L'efficacité des produits de contraste iodés est ____________ à leur teneur en ____________.

### Exercice 3 - Choix

Quelle proposition peut être rattachée aux produits gadolinés ?

a) Ce sont tous des agents paramagnétiques

b) Ce sont des agents de contraste négatifs

c) Ils sont indiqués dans les examens scanner (rayons X)

### Exercice 4 - Rébus

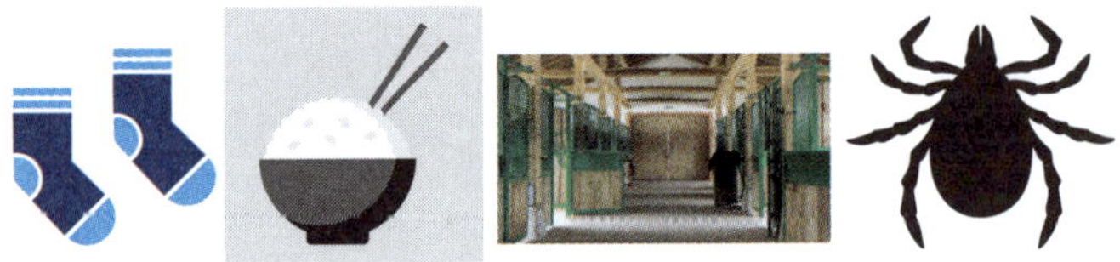

_ _ _ _ _ _ _ _ _ _ _ _ _ (13 lettres)

### Exercice 5 - Devinette

Ce sont les médicaments destinés à traiter les contractions intenses, brutales de la musculature lisse au niveau du tube digestif et des voies génito-urinaires.

_ _ _ _ _ _ _ _ _ _ _ _ _ _ _ _ (16 lettres)

# Corrections

## Chapitre 1 Définition, conception et mise en forme des médicaments

### Exercice 1 – Points à relier

Préparation officinale

Préparation magistrale

Spécialité pharmaceutique

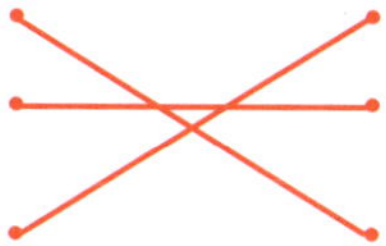

Tout médicament préparé à l'avance par l'industrie pharmaceutique

Tout médicament préparé extemporanément en pharmacie selon une prescription destinée à un patient déterminé

Tout médicament préparé à l'avance en pharmacie destiné à la clientèle sur conseil du pharmacien

### Exercice 2 – Texte à trous

Définition du médicament (article **L. 5111.1** du Code de la Santé Publique) : On entend par médicament toute **substance** ou **composition** présentée comme **possédant** des propriétés **curatives** ou **préventives** à l'égard des maladies humaines ou animales, ainsi que toute substance ou composition pouvant être utilisée chez l'homme ou chez l'animal ou pouvant leur être administrée, en vue d'établir un **diagnostic médical** ou de **restaurer**, **corriger** ou **modifier** leurs fonctions physiologiques en exerçant une action **pharmacologique**, **immunologique** ou **métabolique**.

### Exercice 3 – Choix

**a), b), d) et f)**

### Exercice 4 – Rébus

Gars – Lait – Nid – Queue = **Galénique**.

### Exercice 5 – Devinette

**Voie intraveineuse**.

# Corrections

## Chapitre 2 Sécurité du circuit du médicament à l'hôpital

### Exercice 1 – Points à relier

| | | |
|---|---|---|
| Médicaments stupéfiants | 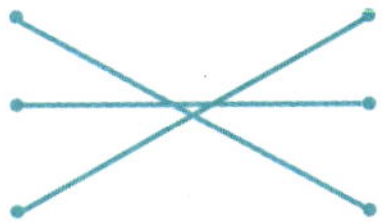 | Durée de prescription maximale 12 mois |
| Psychotropes | | Durée de prescription limitée parfois à 12 semaines |
| Listes I et II | | Durée de prescription limitée parfois à 7 jours |

### Exercice 2 – Texte à trous

Une substance vénéneuse est une substance qui, une fois introduite dans l'organisme, peut produire des **effets nocifs** car elle possède une **activité toxique** même à **dose modérée**.

### Exercice 3 – Choix

**c) et e)**

### Exercice 4 – Rébus

Presse – Cri – Pt – Heure = **Prescripteurs**.

### Exercice 5 – Devinette

**Ordonnance sécurisée.**

## Chapitre 3 Risques liés au médicament et surveillance

### Exercice 1 - Points à relier

| | |
|---|---|
| Pharmacovigilance | Surveillance, évaluation, prévention et gestion du risque d'effet indésirable résultant de l'utilisation des médicaments |
| Toxicovigilance | Surveillance des effets toxiques pour l'homme d'un produit, d'une substance ou d'une pollution |
| Addictovigilance | Surveillance des cas d'abus et de pharmacodépendance liés à la prise de substances ou plantes ayant un effet psychoactif |

### Exercice 2 - Texte à trous

La pharmacodépendance est « l'ensemble de phénomènes **comportementaux**, **cognitifs** et **physiologiques** d'intensité variable, dans lesquels l'utilisation d'une ou plusieurs **substances psychoactives** devient hautement prioritaire et dont les caractéristiques essentielles sont le **désir obsessionnel** de se procurer et de prendre la ou les substances en cause et leur recherche permanente.

### Exercice 3 - Choix

**d)**

### Exercice 4 - Rébus

1 - Terre - Axe - Ion = **Interaction**.

### Exercice 5 - Devinette

**Effet indésirable**.

# Corrections

## Chapitre 4 Devenir et effets *in vivo* des médicaments

### Exercice 1 – Points à relier

| | | |
|---|---|---|
| Efficacité | 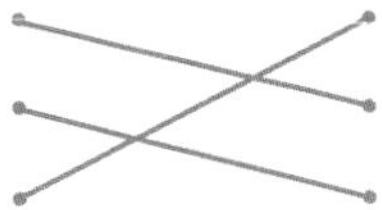 | $CE_{50}$ |
| Sélectivité | | $E_{max}$ |
| Puissance | | Affinité plus élevée pour ledit récepteur par rapport à d'autres récepteurs |

### Exercice 2 – Texte à trous

La biodisponibilité = vitesse et étendue avec lesquelles la substance active ou sa fraction active est absorbée à partir de sa formulation pharmaceutique et devient disponible au site d'action ; fraction de la dose de médicament administré qui atteint la circulation générale sous forme inchangée et la vitesse à laquelle elle l'atteint.

### Exercice 3 – Choix

**b)**

### Exercice 4 – Rébus

Ré – 7 – Heure = Récepteurs.

### Exercice 5 – Devinette

**Distribution**.

## Chapitre 5 Médicaments de la cardiologie

### Exercice 1 - Points à relier

Antiangoreux —— Dérivés nitrés
Antiarythmiques —— Nifédipine
Inhibiteurs calciques —— Amiodarone

### Exercice 2 - Texte à trous

**L'angiotensine II** est une substance plasmatique produite à partir de l'angiotensine I au niveau du **rein** sous l'influence de l'enzyme de conversion de l'angiotensine **ECA**. Elle entraîne une **vasoconstriction** importante et une **augmentation** de la pression artérielle.

Les **sartans** ou **ARAII** bloquent l'action de l'angiotensine II par antagonisme compétitif au niveau des récepteurs AT1. Leur inhibition entraîne ainsi une **baisse** de la pression artérielle.

### Exercice 3 - Choix

**c)**

### Exercice 4 - Rébus

I - Pair - Temps - Scie - Ion = **Hypertension**.

### Exercice 5 - Devinette

**Furosémide**.

## Chapitre 6 Médicaments de la médecine vasculaire

### Exercice 1 – Points à relier

- Acide acétylsalicylique — Inhibition de la cyclooxygénase plaquettaire
- Antivitamines K — Inhibition de l'époxyde réductase
- Héparines — Activation de l'antithrombine III

### Exercice 2 – Texte à trous

Les antiagrégants plaquettaires sont des **antithrombotiques** qui interviennent au cours de l'hémostase **primaire**. Ils agissent sur les **plaquettes** en neutralisant leurs capacités d'agrégation. Ils sont indiqués dans la **prévention** des complications thrombotiques de l'athérosclérose..

### Exercice 3 – Choix

**a)**

### Exercice 4 – Rébus

Place – Mie – No – Gène = **Plasminogène**.

### Exercice 5 – Devinette

**Vasodilatateurs**.

# Chapitre 7 Médicaments de la lutte anti-infectieuse

## Exercice 1 – Points à relier

| | |
|---|---|
| Pénicillines | Inhibition de la synthèse du peptidoglycane |
| Macrolides | Inhibition des topo-isomérases et ADN-gyrases |
| Fluoroquinolones | Inhibition de la synthèse des protéines |

## Exercice 2 – Texte à trous

Un **vaccin** est un médicament constitué d'un dérivé non pathogène, appelé antigène, d'un agent bactérien ou viral. Après inoculation dans l'organisme, l'antigène induit une protection **spécifique** contre l'agent pathogène concerné grâce à l'acquisition d'une **immunité** cellulaire, humorale (**anticorps**) ou mixte.

## Exercice 3 – Choix

**b)**

## Exercice 4 – Rébus

Tête – Rat – Cycle – I – Nœud = **Tétracycline**.

## Exercice 5 – Devinette

**Antiseptiques locaux**.

# Corrections

## Chapitre 8 Médicaments de la psychiatrie et de la neurologie

### Exercice 1 - Points à relier

| | |
|---|---|
| Carbamazépine | Antiépileptique à effet inducteur enzymatique |
| Carbonate de lithium | Régulateur de l'humeur |
| Thymoanaleptiques | Réduisent les symptômes de la dépression |

### Exercice 2 - Texte à trous

Le **méthylphénidate** est un sympathomimétique d'action centrale apparenté aux amphétamines qui induit l'**inhibition** de la recapture des catécholamines **noradrénaline** et **dopamine** et qui augmente la libération des **neurotransmetteurs** sympathiques au niveau synaptique.

### Exercice 3 - Choix

b)

### Exercice 4 - Rébus

Nœud - Rhô - Lait - P - Tique = **Neuroleptiques**.

### Exercice 5 - Devinette

**Anxiolytiques**.

## Chapitre 9 Médicaments de l'anesthésiologie/réanimation chirurgicale

### Exercice 1 – Points à relier

| | | |
|---|---|---|
| Atropine | 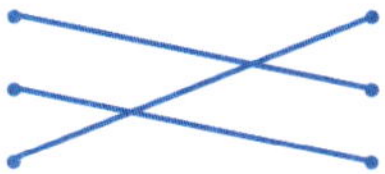 | Analgésique opioïde |
| Propofol | | Antispasmodique anticholinergique |
| Tramadol | | Hypnotique |

### Exercice 2 – Texte à trous

Les **curarisants** sont destinés à faciliter l'intubation du patient et à induire le **relâchement** musculaire.

Les anesthésiques **inhalés** sont des substances gazeuses ou des liquides très volatils. La plupart de ces anesthésiques renforce la fonction du récepteur **GABA-A**. Ils entraînent une **réduction** de la libération du glutamate.

### Exercice 3 – Choix

**c)**

### Exercice 4 – Rébus

Eau – Pi – Homme = **Opium**.

### Exercice 5 – Devinette

**Morphine**.

## Chapitre 10 Médicaments de la diabétologie et maladies métaboliques

### Exercice 1 – Points à relier

| | |
|---|---|
| Fibrate | Inhibiteur de l'uricosynthèse |
| Metformine | Stimule l'élimination du cholestérol |
| Allopurinol | Induit une acidose lactique |

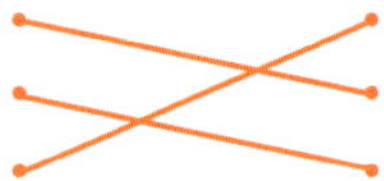

### Exercice 2 – Texte à trous

Le diabète de **type 2** résulte d'une mauvaise utilisation de l'**insuline** par l'organisme. La maladie est favorisée par une baisse de sensibilité des cellules à l'insuline appelée aussi **insulinorésistance.**

Le traitement par hypoglycémiants est le complément d'un **régime alimentaire** et d'une activité physique régulière adaptés pour contrôler la glycémie.

### Exercice 3 – Choix

**a)**

### Exercice 4 – Rébus

I – Pot – Glisse – Haie – Mi = **Hypoglycémie**.

### Exercice 5 – Devinette

**Hypolipémiants de type statines**.

## Chapitre 11 Médicaments analgésiques et de la réaction inflammatoire

### Exercice 1 - Points à relier

| | |
|---|---|
| Propriétés antiallergiques | Glucocorticoïdes |
| Effet analgésique pur | Paracétamol |
| Traitement des douleurs inflammatoires | AINS |

### Exercice 2 - Texte à trous

Les anti-inflammatoires non stéroïdiens ou AINS possèdent un effet analgésique, anti-inflammatoire, antipyrétique et antiagrégant plaquettaire. Ils diminuent la synthèse des prostaglandines par inhibition de la cyclo-oxygénase ou COX. Avec les antithrombotiques, ces médicaments majorent le risque hémorragique.

### Exercice 3 - Choix

**b)**

### Exercice 4 - Rébus

Cor - Tee - Zoo - Nœud = Cortisone.

### Exercice 5 - Devinette

**Paracétamol**.

# Corrections

## Chapitre 12 Médicaments de l'endocrinologie

### Exercice 1 - Points à relier

Œstroprogestatifs
Hormones thyroïdiennes
Analogues de la GnRH

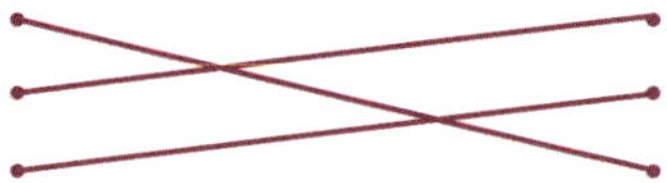

Tachycardie
Stimulation de la sécrétion de gonadolibérine
Risque thromboembolique

### Exercice 2 - Texte à trous

Dans le traitement de l'hyperthyroïdie, les médicaments **antithyroïdiens** ou l'irradiation par **iode radioactif** empêchent la production des **hormones** déjà en excès. Le traitement de l'**hypothyroïdie** fait appel à des hormones thyroïdiennes de synthèse pour suppléer le système défaillant.

### Exercice 3 - Choix

**c)**

### Exercice 4 - Devinette

**Antithyroïdiens de synthèse**.

## Chapitre 13 Médicaments de l'oncologie

### Exercice 1 – Points à relier

| | | |
|---|---|---|
| Agent alkylant | ——— | Moutardes à l'azote |
| Antagoniste dopaminergique | ——— | Dompéridone |
| Traitement antiémétique associé | ——— | Anxiolytique |

### Exercice 2 – Texte à trous

De nombreux traitements **anticancéreux** peuvent provoquer des **nausées**, associées ou non à des vomissements liés à une stimulation du centre de vomissement.

Pour prévenir en particulier les vomissements **chimio-induits**, plusieurs types de médicaments **antiémétiques** sont utilisables.

### Exercice 3 – Choix

**a)**

### Exercice 4 – Rébus

Té – Rat – Pie – Scie – Blé = **Thérapie ciblée**.

### Exercice 5 – Devinette

**Antimétabolites**.

## Corrections

### Chapitre 14 Médicaments de la gastro-entérologie

#### Exercice 1 - Points à relier

Antisécrétoire intestinal
Antisécrétoire gastrique
Laxatif

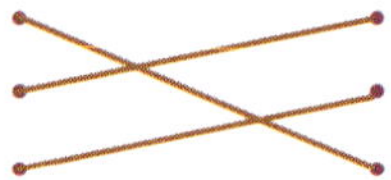

Traitement de l'œsophagite par reflux
Troubles de l'hydratation
Antidiarrhéique

#### Exercice 2 - Texte à trous

Les antisécrétoires gastriques correspondent aux antihistaminiques anti-H2 (ils inhibent la **sécrétion acide** de l'estomac en bloquant les récepteurs H2 de l'**histamine**) et aux **inhibiteurs** de la **pompe** à **protons** (ils bloquent la sortie des ions H+ des cellules de la paroi de l'estomac).

Les **topiques antiulcéreux** stimulent la production de prostaglandines, de mucus et de bicarbonates protecteurs.

#### Exercice 3 - Choix

**b)**

#### Exercice 4 - Rébus

Pont - Pape - Rhô - Thon = **Pompe à protons**.

#### Exercice 5 - Devinette

**Adsorbants intestinaux**.

## Chapitre 15 Médicaments de la pneumologie

### Exercice 1 – Points à relier

| | | |
|---|---|---|
| Tachycardie | 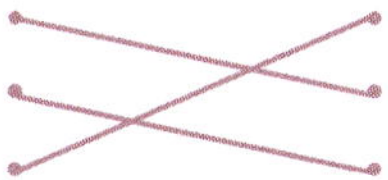 | Inhibition de la dégranulation des mastocytes |
| Action sympathomimétique | | Bronchodilatateurs |
| Anti-IgE | | Bêta-2 stimulant |

### Exercice 2 – Texte à trous

Les bronchodilatateurs anticholinergiques sont indiqués dans le traitement symptomatique de la crise d'asthme, en complément d'un bêta-2 stimulant de courte durée d'action, et dans le traitement symptomatique continu du bronchospasme réversible au co urs de broncho-pneumopathie chronique obstructive.

Les glucocorticoïdes inhalés constituent le traitement anti-inflammatoire de référence pour le traitement de fond de l'asthme.

### Exercice 3 – Choix

**a)**

### Exercice 4 – Rébus

Eau – Pis – As – Haie = Opiacé.

### Exercice 5 – Devinette

**Aérosolthérapie par nébulisation**.

# Corrections

## Chapitre 16 Médicaments de la dermatologie

### Exercice 1 - Points à relier

| | |
|---|---|
| Aciclovir | Poux |
| Pyréthrine | Acné |
| Cyclines | Virus herpes |

### Exercice 2 - Texte à trous

L'**acné** est une maladie dermatologique **inflammatoire** du follicule pilosébacé constitué d'un poil associé à une glande sébacée. Les médicaments **anti-acnéiques** permettent de prévenir ou de traiter les manifestations de l'acné et ses complications médicales. Ce sont des traitements administrés par voie **locale** ou par voie **générale**, adaptés à la sévérité de l'atteinte acnéique.

### Exercice 3 - Choix

**c)**

### Exercice 4 - Rébus

Halle - Eau - Paix - Scie = **Alopécie**.

### Exercice 5 - Devinette

**Minoxidil**.

## Chapitre 17 Médicaments de l'ophtalmologie

### Exercice 1 - Points à relier

- Agonistes alpha-2 — Sympathomimétiques
- Inhibiteurs de l'anhydrase carbonique — Diminuent la production d'humeur aqueuse
- Atropine — Anticholinergique

### Exercice 2 - Texte à trous

Le **glaucome** est une maladie chronique qui se développe lorsque la pression du liquide intraoculaire s'élève. Le système d'écoulement de l'**humeur aqueuse** ne fonctionne plus correctement ou la production de liquides est trop importante. La conséquence est une **élévation** de la pression intraoculaire qui peut endommager le nerf **optique** avec perte de vision périphérique.

### Exercice 3 - Choix

**b)**

### Exercice 4 - Rébus

Pile - Eau - Carpe - Pi - Nœud = **Pilocarpine**.

### Exercice 5 - Devinette

**Bêtabloquants**.

# Corrections

## Chapitre 18 Médicaments des troubles génito-urinaires

### Exercice 1 – Points à relier

| | |
|---|---|
| Alphabloquants | Antibiothérapie de l'infection urinaire |
| Antispasmodiques anticholinergiques | Constipation, troubles de l'accommodation |
| Amoxicilline | Hypertrophie bénigne de la prostate |

### Exercice 2 – Texte à trous

Les infections urinaires sont très fréquentes, particulièrement chez les femmes. La cystite simple correspond à une inflammation de la vessie et de l'urètre d'origine infectieuse. La pyélonéphrite est une infection bactérienne du rein et du bassinet. En général, les bactéries responsables sont d'origine intestinale.

Lors d'infections non compliquées, il pourra être indiqué un traitement monodose en prise unique (fosfomycine en 1re intention).

### Exercice 3 – Choix

**b)**

### Exercice 4 – Rébus

Pieds – L' – Eau – Nez – Frites = Pyélonéphrite.

### Exercice 5 – Devinette

**Alphabloquants**.

## Chapitre 19 Médicaments de l'imagerie médicale/radiologie

### Exercice 1 - Points à relier

| | | |
|---|---|---|
| Produits de contraste iodés | 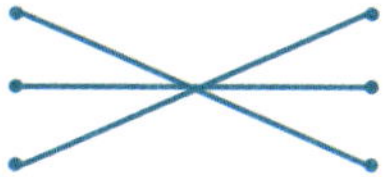 | Examen double contraste |
| Produits pour IRM | | Produits gadolinés |
| Produits à base de sulfate de baryum | | Examens scanner |

### Exercice 2 - Texte à trous

Un **produit** de **contraste** est un **médicament** qui augmente artificiellement le contraste permettant de **visualiser** une structure anatomique ou pathologique naturellement peu ou pas contrastée, et que l'on aurait donc du mal à distinguer des **tissus** voisins.

L'efficacité des produits de contraste iodés est **proportionnelle** à leur teneur en **iode**.

### Exercice 3 - Choix

**a)**

### Exercice 4 - Rébus

Paire - Riz - Stalles - Tique = **Péristaltique**.

### Exercice 5 - Devinette

**Antispasmodiques.**

## Notes personnelles

# Notes personnelles

## Notes personnelles

## Notes personnelles

# Crédits iconographiques

**Cartes mentales 4.1, 5.2, 6.5, 6.6, 7.11, 8.1, 8.7, 8.8, 10.3, 10.4, 11.1, 11.2, 11.3, 12.1, 12.2, 14.1, 14.2, 14.3, 15.1, 15.2, 15.3, 16.1, 16.2, 16.3, 17.1, 17.2, 18.1, 18.2, 19.2, 19.4, Exercices ludiques :**
© Adobe Stock

FOUCHER s'engage pour
l'environnement en réduisant
l'empreinte carbone de ses livres.
Celle de cet exemplaire est de :
1.1 kg éq. $CO_2$
Rendez-vous sur
www.editions-foucher-durable.fr

PAPIER CERTIFIÉ

Mise en page : Sylvie Vaillant
MV-MP/JV-BM

Achevé d'imprimer en France par Dupliprint - 733, rue Saint-Léonard - 53100 Mayenne
N° d'impression : 3000546A - Dépôt légal n° 17702-8/01 - octobre 2025

IMPRIM'VERT
votre imprimeur agit pour l'environnement